护理学理论与实践应用

刘洪菊　等◎主编

汕头大学出版社

图书在版编目（CIP）数据

护理学理论与实践应用 / 刘洪菊等主编． -- 汕头 ：
汕头大学出版社，2023.5
ISBN 978-7-5658-5025-7

Ⅰ．①护… Ⅱ．①刘… Ⅲ．①护理学 Ⅳ．① R47

中国国家版本馆 CIP 数据核字（2023）第 098005 号

护理学理论与实践应用
HULIXUE LILUN YU SHIJIAN YINGYONG

主　　编：刘洪菊　等
责任编辑：陈　莹
责任技编：黄东生
封面设计：刘梦杳
出版发行：汕头大学出版社
　　　　　广东省汕头市大学路 243 号汕头大学校园内　　邮政编码：515063
电　　话：0754-82904613
印　　刷：廊坊市海涛印刷有限公司
开　　本：710mm×1000mm　1/16
印　　张：12.5
字　　数：205 千字
版　　次：2023 年 5 月第 1 版
印　　次：2024 年 1 月第 1 次印刷
定　　价：128.00 元
ISBN 978-7-5658-5025-7

PREFACE
前　言

护理学是一门实践性、应用性很强的学科。随着医学科学的快速发展，护理工作模式发生转变，更加倡导人性化服务，推进优质护理工作。护理学理论、实践研究的重点也发生了相应的变化，出现了大量的护理新理论、新技术和新方法。因此，为了适应现代临床护理发展的需要，我们在总结自己多年临床实践经验的基础上，吸收当今国内外护理科学的先进理论和成熟技术编写了《护理学理论与实践应用》一书，旨在逐步实现强化基础、提高技术、改善服务，全面提高护士的技术操作水平和综合能力的目标，确保优质护理服务。

本书包括护理理论、护理哲学理论、护理支持下理论、常用护理内容、常用护理技术操作和常见症状的护理等内容。内容丰富、深入浅出、条理清晰、语言精练，既注重理论性，又注重实用性；既包括传统的临床应用广泛的护理操作规范，又涵盖了新理论、新知识、新技术在临床护理中的应用。集科学性、系统性和实用性于一身，可作为刚参加临床工作的护士学习基础知识、基本技能及临床实践操作的指导用书。

书中难免存在疏漏和错误，敬请护理界同仁不吝指正，以便日臻完善。

CONTENTS
目　录

第一章 护理理论

第一节 希尔德吉德·E·佩普劳的人际关系理论

20世纪50年代，美国护理学家Hildegard E.Peplau（希尔德吉德·E·佩普劳）在行为科学和精神心理学的基础上探索护理领域的问题，发展了护理人际关系理论。Peplau在人际关系理论中重点探讨了护患间动态的互动关系，阐释了人际交往过程的4个阶段，即认识期、确认期、进展期、解决期；护患关系中护士应承担的角色，即陌生人、教育者、资源提供者、顾问、代言人、领导者等。Peplau在人际关系理论中提到帮助患者识别他们所感受到的困扰是护理过程的目的之一，并强调护士要认识到自身行为可帮助患者识别困扰。在护患交往的过程中，个体间进行互动并朝着共同目标努力，护士和患者互相尊重，相互作用，并随这一过程的发展，护患双方都得到学习而逐步成熟。Peplau的人际关系理论适用于人际交往中的各种情况，广泛应用于护理的临床实践、理论和研究等领域。

一、理论的基本内容

（一）理论的基本假说

Peplau的护理人际关系理论是在以下假说的基础上形成的。

（1）当患者在接受护理照护时，将感受到护患关系，会使照护过程发生实质性的变化。

（2）护理和护理教育的功能之一是促使人的发展趋向成熟。护理是一个可以应用各种原理和方法指导解决人与人之间问题的过程。

（二）护患人际关系理论

Peplau在人际关系理论中指出，护理是一个治疗性的人际互动过程。在护理过程中，护患共同目标是患者的健康，这也是治疗性人际互动过程的起因。在治疗性的互动过程中，护患双方从两个陌生的、具有不同目的和兴趣的人相遇开始，护士运用专业的理论知识和技术、沟通的技巧等在多方面发挥作用，使护患关系按照一定的模式和步骤逐渐展开，从双方对目标各持己见，到部分认同，最后达成共识，并共同努力实现目标。

Peplau认为每个人都是具有独特生物-心理-精神-社会结构的个体，每个人有各自不同的社会生活背景，受不同的文化习俗的影响，形成不同的生活习惯和价值观念，这些都会影响个体对同一事物或对象产生不同的反应，包括对人际关系中角色、任务、目的的感知和发展。护士的专业知识使其对护理中人际关系的专业角色有更深的理解和认识。随着护理进程的延伸，护患关系不断发展，护患双方在人际互动过程中得到学习和成长。Peplau将护理视为"使人成熟的力量和教育工具"；护患双方的每一次治疗性接触，对双方的个人需求和专业发展产生积极的影响；护士运用的理论和方法在指导患者解决问题的专业实践中，逐渐成熟、规范和有效。

（三）护患关系分期

Peplau指出护理人际关系的核心是护患关系，其过程包括认识期、确认期、进展期和解决期4个连续阶段。这4个阶段相互重叠、相互联系，贯穿于护患关系的整个时期。

1.认识期

认识期是护士协助患者认识和理解健康问题并明确需要帮助的阶段。始于护患初次接触，护士与患者和（或）患者家属在这个时期的共识和融洽地相处十分重要。护士通过耐心地询问、倾听和观察了解患者的身体、情绪和行为反应；通过交谈和讨论，协助患者认识和理解健康问题的原因；让患者表达需求、提出疑惑和期望；护士向患者介绍自己、回答患者问题、帮助患者明确问题并介绍可供利用的资源；使护患之间在不知不觉中建立起融洽的关系。融洽和谐的护患关系可以缓解患者的紧张、焦虑和恐惧情绪，使患者转向积极地应对存在的健康问题。

在认识期需要做好以下的工作。

（1）护患双方共同认识和理解患者的健康问题并确认引起问题的主要原因。

（2）护士与患者和（或）患者家属交谈时需要共同确定需要何种专业措施帮助。

（3）护士作为顾问或资源提供者，可以直接与患者和家属合作，也可以指导患者和家属寻求其他可供利用的资源，如心理医生、精神病医生和其他医学专家等。

（4）护士、患者和（或）患者家属对明确的问题、需要的专业帮助及方法共同制订切实可行的计划。

患者与护士作为护患关系的两个主体，护患双方的各种因素都会对此阶段护患关系协调产生影响，影响护患关系协调的各种因素，包括患者与护士的文化、价值观、过去的生活工作经历、预先形成的观念和期望以及对给予或接受帮助的态度等。因此，护士在护患接触初期不仅要注意自身对患者的反应，也要注意患者对护士的反应，它会对护患关系的发展产生影响。

2.确认期

确认期护患关系比较复杂，患者经过认识期后，会选择性地对为其提供帮助的护士做出反应，包括如下三个类型。

（1）与护士分担和相互依赖。

（2）自作主张，不依赖护士。

（3）被动地完全依赖护士。

护士应根据患者的反应类型为患者提供适当程度的帮助，如当患者对自身问题有疑问时，护士应该帮助患者选择恰当的帮助者。

此期护士可探知患者的情感，帮助其将就医过程当作是情感重新确定、人格中的积极力量被增强和需要被满足的经历。患者认同给自身提供帮助的护士，开始有归属感，并且有能力应对自身健康问题，从而减少无助感和失望感。

3.进展期

进展期是护士运用专业性援助解决多种问题的阶段。护士帮助患者探寻所有可能有帮助的途径，向着完成目标努力，患者在达到近期目标的过程中获得满足感。在此期间，患者可以获得所有可能的、符合其利益和需要的服务，并且觉得自身就是这种帮助性服务的一部分。当患者主动对自我照护产生兴趣并逐步参与其中时，患者会得到自我满足；通过自我决定，逐步发展自我责任感，相信自己具有一定的潜能，促使患者向着自信和独立的方向进行调整。但是，往往多数患者在健康欠佳，但尚能独立行使功能时，对于是否依赖他人可能会犹豫不决，因此护士必须充分注意沟通的各个方面，包括澄清、倾听、接受与理解等，并运用各种有利因素帮助患者迎接挑战，为患者进行自我调整铺平道路。护士应利用各种有利因素帮助患者迎接挑战，为患者进行自我调整创造条件，尽可能协助患者进入护患关系的最后阶段，即解决阶段。

4.解决期

解决期意味着护患关系的解除。通过护士与患者的共同努力，在经历前三个阶段后，患者的需求已经被满足，并开始通过自身的努力达到目标，这种治疗性的交往关系需终止和解除。成功的解决期，患者能与护士平静地分离，表现出一种健康的、平和的情绪。有时候因为对另一方已有心理依赖，解除这种关系很难，会引起护士和患者的紧张和焦虑。

Peplau人际关系理论中，护患关系在发展过程中每一阶段所持续时间可以不同，每一个阶段都有其核心问题。护患双方在认识期要明确患者的健康问题；在确认期，选择适当的专业性帮助；在进展期，使用所选择的专业性帮助解决问题；而解决期是成功解除护患治疗性关系。

Peplau人际关系理论中，患者的个人目标与护士的专业目标是不断变化的，最终双方共同解决问题，达成共同目标。这个过程中，护士要掌握有效的沟通和倾听技巧，维持护患关系的融洽发展。

（四）护患关系中的护士角色

Peplau人际关系理论中，护患关系是一个动态变化的互动过程，在护患接触的不同阶段，根据患者需求和共同治疗目标不同，护士承担着不同角色。同一时期护士可以承担一种角色，有时同时承担几种角色，角色功能的内容取决于患者所存在的健康问题；不同的护士角色行为对患者的积极或消极体验有重要影响，最终结果是使患者获得恰当的专业性帮助。Peplau描述了以下6种护士角色发挥的作用，不同的护士角色可出现在护患关系的各个阶段。

1.陌生者

当护士与患者第一次见面，彼此陌生，由陌生者角色开始，并逐渐熟悉；护士对患者不应该有先入为主的判断。Peplau认为，慈悲的语言和非语言的沟通、互相尊重的做法及非评判的行为是这个角色必不可少的，是发展治疗关系的基础，也是建立其他角色的必要条件。

2.教育者

教育者角色与其他护士角色是结合在一起的，提供的教育内容一直是围绕着患者所需要的知识、患者关心的问题或对患者能力发展有价值的信息。Peplau在后来的著作中，进一步将教育者角色细化为两类，一类是指导性角色，包括提供大量的信息和解释教育计划；另一类是经验性角色，包括应用学习者的经验进一步发展学习资料。

3.资源提供者

由于患者经常会出现各种问题并希望了解他们的疾病状况和治疗计划，护士会承担资源提供者角色，针对患者的问题进行特定性的解答。在为患者提供资源时，护士要帮助患者面对现实问题，要提供患者所需的健康信息和知识。

4.顾问

护士承担顾问角色，即帮助患者理解和认识当前生活状况，指导和鼓励患者做出改变，通过合作以达到预期的治疗目标。护士鼓励患者认识目前的情况或现存的问题，但必须意识到，这种认识常会使患者产生焦虑，要为患者创造有利于表达自己顾虑的氛围。

5.代言人

护士承担代言人角色时，作为倡导者或患者家属、朋友等的替代者，促使患者不自觉地将行为或情感向护士转移，促使患者表达内心真实想法。

6.领导者

领导者角色要求护士用护患双方都能接受的方式，承担最大责任以帮助患者达到治疗目标，即民主式领导，其目标是帮助患者在护理计划实施过程中承担更多的责任。

（五）对护理学元范式核心概念的诠释

Peplau对护理学元范式核心概念进行了如下诠释。

1.人

Peplau认为人是一个处于动态变化的有机体，不断尝试减少因需求得不到满足而引发的焦虑。

2.健康

健康是暗示着人格和其他朝向具有创造性、建设性、生产性、个性化和一致性的方向发展的人类过程的一个词语符号。

3.环境

环境是存在于有机体之外，与文化紧密联系的一种力量。在环境中，人们可以有一些获得的习惯、信仰和道德观念等，与趋近健康有关的一般性状态总是包含着良好的人际过程。

4.护理

Peplau认为护理是一个治疗性的、有意义的人际交往过程，护理的功能是在沟通和交流的过程中，通过与其他人的合作尽可能地使人健康。Peplau将护理定义为"护理是一种教育工具，是一种促进成熟的力量，其目的是使个体的生活向更具有创造性、建设性、生产性、个性化和一致性的方向发展。"

（六）人际关系理论与护理程序

Peplau的人际关系理论中护患关系的4个发展阶段是连续进行的，其目的是满足患者需求，解决患者问题，与护理程序有许多共同之处（表1-1）。

表1-1　护理程序与Peplau护患人际关系分期的比较

护理程序	护患人际关系分期
1.评估：护士主动收集资料并对资料进行分类、整理、分析	1.认识期：护士与患者初次见面，相互认识，共同明确存在的问题，制订出初步的计划
2.诊断：参照评估获得的信息经过分析，做出总结性的陈述，确定患者存在的健康问题	2.确认期：确定共同的目标，患者有归属感，选择适当的专业性帮助
3.计划：共同制定目标和措施	
4.实施：按照共同制定的目标执行措施，可由患者自己、家属或保健人员共同完成	3.进展期：患者可以得到所有可能的、符合其利益和需要的服务，并主动寻求和吸收有关专业知识
5.评价：在共同建立的目标基础上进行评价，可以就此结束或更新计划	4.解决期：在其他各期成功地完成后结束

从Peplau的人际关系理论中护患关系发展的4个阶段与护理程序5个步骤的对比中，可以看出，Peplau的护患关系的4个发展阶段基本上可以与护理程序相对应。Peplau的认识期，护患共同明确患者的问题，但无护理诊断，即无对存在的问题进行统一的总结性描述；在解决期没有强调评价过程。Peplau的人际关系理论特别强调建立一个融洽、有效的治疗性护患关系，调动患者的主动性以满足其需要。

二、理论的应用

Peplau的人际关系理论侧重于人际交往的过程中护士与患者之间的治疗性关系，其理论的重点是要求护士关注交往过程中护患双方的感受。Peplau认为护理是促使人格成熟的力量，强调护士领会自身行为可以帮助患者识别困扰这一能力的重要性。其理论自20世纪50年代面世以来，在护理实践、教育和科研等领域均得到了广泛的应用，且应用范围不断扩展。

（一）在护理实践中的应用

护理学者Grace Sills等认为"在与患者进行治疗性护理实践中，Peplau的理论为我们带来了一种新的观点、新的方法和新的理论基础"，并且认为Peplau的工作引起了护理文化的变革。Peplau的观点最早主要应用于心理治疗的护理中，在开始阶段，她的某些观点还不能被广泛接受，争论的焦点问题是心理治疗的策略，有人不同意其有关心理治疗方法学的功能和护士作为代言人的角色功能。之后Peplau应用沙利文的人际间关系理论对自己的理论进一步加以解释，同时引用弗洛伊德人际和个人内部的理论作为她理论的基础，使其理论中的概念得到进一步的发展。在1968年，Peplau开办了第一个以家庭治疗为主题的学术讨论会，开始广泛宣传她的人际间关系理论。该理论指导精神病患者、精神创伤患者的治疗和康复，在慢性病和老年病患者的护理中取得了良好效果，也可用于同患者的沟通过程、对患者进行心理护理等，目前被广泛用于调查和指导临床护理实践、社区护理实践等。

（二）在护理教育中的应用

Peplau所著的《护理中的人际关系》一书，已成为护理研究生和护理专业学生的教材，尤其是在精神护理方面。Peplau的人际关系理论在导师和研究生中运用，可使师生建立起一种持续的友谊关系，提高教学质量，提升学生科研水平。Deane WH等人用Peplau的人际关系理论为框架培训护理专业学生，帮助她们掌握沟通技巧，提升和老年患者在互动过程中的有效沟通能力。许多精神科护理专家根据Peplau的理论撰写了著作，如伯顿的《个人的、非个人的和人际间的关系》、伯德和马歇尔的《精神病护理的临床方法》等。

（三）在护理科研中的应用

Peplau的理论从20世纪60年代以后才开始被用于护理研究，特别是用于检测护理实践领域中各种护患关系。早期运用该理论的护理研究主要是运用护患关系中的各种概念解决患者的焦虑、应激等，后来进一步用于在护理心理教育中指导学生的经验学习。目前根据Peplau的理论已经形成一些科研工具，用来测量护理实践中的人际关系，如人际关系表格、同情结构效能量表、社会互动量表、治疗性行为量表。还有一些科学研究对其理论进行了证实和应用，如有学者进行研究，同Peplau定义的一些概念角色相比较，证实在病房中的护士基本工作角色，包括顾问、代理人、资源提供者和朋友。Peplau对社区护理的发展也做出了巨大的贡献，她通过不断评价、验证，并且更加准确地描述其人际间关系的理论，使其理论有了更加广泛的应用领域。

（四）护理学科之外的社会科学等领域应用

随着护理学科的不断发展，Peplau的人际关系理论也开始应用到社会科学等领域，如人际关系理论适用于计算机传播媒介下的护患沟通过程；自20世纪70年代以来，人际沟通和社会心理学领域的研究已经探索了计算机传播媒介下人际关系的本质，并证实以计算机为传播媒介的人际关系会不断向前发展。Peplau的人际关系理论在指导实践过程的同时，自身也得到发展，如护士在护患关系中承担的角色除Peplau最初理论中提到的6种角色外，还发展了其他角色，如技术专家、咨询者、健康教育者、导师、社交代理人、安全护卫、环境管理员、调停者、管理人、记录观察员、研究者。

三、理论的分析与评判

Peplau的人际关系理论是第一个在护理过程中被严格实施的理论，在近半个世纪中，许多研究者和理论家一直在努力拓展Peplau的理论框架，并将其应用到临床护理活动中。人际关系理论的重要性不仅在于Peplau将护理与人们的需求结合起来，同时也在于通过她的合成、提炼及最后的糅合过程，形成干预框架，其主要来自学术界和临床实践中的相关文献中的人际关系，反映了护理学科独特的学科属性。Peplau的人际关系理论的主要特征可以归纳为以下几方面。

（一）概念间相互关系

Peplau的理论对各个概念的定义是清楚的，并能将各概念相互联系起来。她将护患关系分为认识期、确认期、进展期和解决期4个连续阶段，护士和患者在不同的阶段要解决的问题非常明确；在不同阶段，根据患者需求和共同治疗目标不同，护士承担着不同角色，角色功能的内容取决于患者所存在的健康问题。护患关系是一个动态变化的互动过程，这为护患间的健康信息交流提出了一个不同的观点。

（二）理论的逻辑性

Peplau的理论为审视护理情境提供了逻辑性、系统性地观察护理实践的方法。护患关系的4个阶段有一定顺序，可以推理，并且在理论上前后始终保持一致，其理论的发展与其前提假设的关系一致。

（三）理论相对简单和易推广

人际关系中的焦点是护士和患者之间的关系，容易理解；其理论发展的两个前提假设比较清晰、简洁；护患关系的4个阶段中，护士的角色功能比较清晰、明确，易于推广，可以用来指导和改进临床实践。

（四）理论可以作为可检验假设的基础

Peplau在发展其理论的过程中，借鉴了许多其他理论家的理论和概念，特别是心理治疗学的理论和概念，并且与这些理论保持一致。通过理论的假设，经过

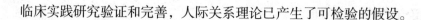

临床实践研究验证和完善，人际关系理论已产生了可检验的假设。

（五）理论可被实践者用来指导和改进实践

Peplau的理论被应用于各个领域，包括护理临床实践、护理教育和护理研究，她的观点、思想对护理学和护理实践者都产生了深远的影响，指导护理实践者不断改进和促进护理学的发展。

Peplau的人际关系理论对临床实践、理论发展和科学研究各领域的发展具有重要意义。但该理论也有一定的局限性，表现在理论不适用于存在交流障碍、无法感知其需求的患者，如重症患者、无自知力的患者、昏迷患者，以及自弃患者；在与这些患者互动过程中，互动性和有效沟通均受到限制。理论较少提及对私人空间的考虑和社区社会服务资源的利用；理论强调护患关系是治疗性人际互动过程，较少关注健康的促进和维护。

第二节　玛格瑞特·A·纽曼的健康意识扩展理论

Margaret A.Newman（玛格瑞特·A·纽曼）的健康意识扩展理论从全新的视角阐述健康与疾病的关系，有别于传统的健康观念，认为健康与疾病是一个整体，都是意识扩展过程——人的生命是向着更高层次的意识进化。此理论创新之处在于健康不仅针对患有疾病的人，同时包含未患疾病的人。该理论还认为每个人在任何环境里，无论看起来是病态或者绝望，都是意识扩展整体过程中的一部分，意识扩展过程使人变得更加独特，并主动找寻更有意义的生活，从而使其与他人和世界的连接达到新的层面。当人经历疾病、灾难等情况时，会使原有的平衡进入一个混乱的状态，疾病就是其中一种表现形式，这时护士与患者确认旧模式—进行选择—找到新模式—进入新的平衡，护士的任务是帮助患者发现自己的潜能，从而进化到更高的意识层次。理论具备丰富的哲学、心理学、物理学及量子力学的思想基础，在欧美及亚洲国家得到了广泛应用。

一、理论的来源

（一）理论的基本假说

（1）健康包括被描述为疾病或者在医学专业上的病理状态。

（2）这种病理状态可以看作是个人整体模式的表现。

（3）当个人模式呈现为疾病时，是一种初始表现，它先于结构和功能的改变。

（4）这种病理状态本身的移除并不会改变个人模式。

（5）如果疾病是个人模式表现出来的唯一方式，那么疾病就是健康。

（6）健康是意识的扩展。

（二）理论中的主要概念

1.健康范式

疾病是健康的表现，这是一个革命性的观点。健康与疾病是一个整体进化模式，正如硬币的两面，没有哪一面比另一面更重要，健康与疾病同时存在，只是在不同时间有不同表现。为了说明这个观点，Newman用玻姆的"隐卷序理论"进行解释，这一理论提出内隐和外显两个秩序，内隐秩序看不见，外显秩序是可见的。Newman认为健康范式是一个动态的过程，我们平常所见事物的秩序，是一种显现，或者说揭开的秩序；同时我们不能忽略另一个潜藏的秩序，就是玻姆所称的暗含的，或者说覆盖的秩序。这种覆盖的秩序包含我们的实在界，就好比细胞核的DNA包含潜在的生命，主导着潜在生命呈现时的本质。她提出，健康与疾病看上去是两个不同的状态，实则是因为我们没有看到更大的整体。因此，健康和疾病就是同一个情形的不同状态。

Newman在健康范式中还引用了弗格森的范式转换理论，提出健康范式转换发生在4个方面：

（1）从治疗症状到转变模式。

（2）从把疼痛、疾病当作消极负面体验到将其看成是一种信息。

（3）从把人作为"能修好"或"不能修好"的机器到把人体看作是与更大能量场连续不断动态交互的能量场。

（4）从把疾病看作一个实体到看成一个过程。过去健康范式基础是医疗模式，新健康模式基础是护理模式，根植于整体模式。这种健康范式，包含着一个内在关系不断变化的整体模式，对护理专业发展有重要影响。

2.整体模式

理解Newman的健康是意识扩展的理论，首先要接受健康与疾病是一个整体的观点，放弃把健康与疾病分析成相对独立的部分，两者有可分割的整体性，疾病不是独立实体入侵我们的身体，而是人与环境相互作用进化模式的表现。整体模式通过疾病（没有疾病）表现出来。生理上的疾病或内在情绪活动可以被认为是超出我们认知的能量被阻碍的表现，尽管我们看不见能量，但也要接受它是人类领域的一大特征。疾病不是必需的过程，疾病是能量的不同模式表现，如：高血压暗示能量抑制、甲亢是能量向多方向扩散、糖尿病是不能有效使用能量。每个人都有独特的结构，因此人与环境相互作用的情况也不同。通过疾病，人们可以看到自己与环境（包含家庭社区）相互作用的模式，从而做出改变。如甲亢患者，生活中从事耗能事情太多（照顾多个孩子、工作、社交、大量运动等）应建议其减少活动保存能量促进疾病好转。健康与疾病的整体模式就如：海上有一座岛屿，岛上有两座山，当海水涨潮时，小岛被淹没，只剩下两座山尖在海上，我们会认为这里有两座岛屿。时间、空间的改变会引起我们对同一物体的不同看法，岛上的两座山正是我们平常所说的健康与疾病，因此我们在关注患者异常状态参数（生命体征、检验结果等）时，也应该关注其他方面的健康状态参数。又比如：思想和物质都是同样材料构成的，但是材料的能量波在速度和剧烈程度上不同，因此呈现为不同形式（表象）。思想呈现为更快更高的能量波，物质呈现为更慢更低的能量波，就如冰和蒸汽，一个固体，一个气体，只是水的不同表现形式。

Newman指出护理任务不是试图把一个模式改变成另一个模式，而是把模式看成是体现整体的信息，尽量去了解个体的不同模式。

3.意识

理解Newman对意识的定义对理解她的整个理论非常重要。理论中的意识被定义为系统的信息，是系统与环境相互作用的能力。在人类系统中信息能力不仅包括通常提到的认知和情感信息，也包括神经系统、内分泌系统、免疫系统和基因编码等包含的信息。意识的概念中可以看到人类系统信息与环境系统信息相互作用的数量和质量。从无生命的岩石、植物、星际到有生命的动物、人类，任何物种都有意识，物种越高级，与环境相互作用的能力越强。意识是能量的一种形式，这种能量围绕弥漫并联系着所有的生命物质。意识在不断进化，所有物质都在往更高层次意识进化，当所有事物从对立面到最后的融合，如：爱与恨、疼痛与愉悦、失败与成功、丑陋与美丽、疾病与没有疾病，达到绝对意识层面，就是爱。Newman强调，个人在向更高层次的意识进化过程中，疾病不是必须呈现的阶段。如Newman所述，"护士在操作时，如果仅有机械地执行而没有爱，护理是无效的"。

Newman对意识进化的理解运用普里戈金的耗散结构理论，认为这是一个不断变化的过程。在这个过程中，护士与患者一起建立从混沌到秩序的状态，在这一过程中患者需要一个伙伴，就是护士。当患者在无法掌控或需要选择时，会注意自身到对护士的需求。每一个人在生活中都会遇到某个"点"（如：变故、灾难、结婚、生育等），这时"旧规则"不再起作用，所有的事情都不再有进展，我们想把事情做好，但事与愿违。这个过程的到来是生命的关键，需要我们通过与外在环境进行物质和能量的不断交互，学习"新规则"，学习可以超越一个看上去不可能的情形，找到一个新的事物关系，发现自由与超越旧的限制，再建立一种新的秩序，从而达到新的（更高）意识层面。在混乱局势的不确定性和模糊性中，"存在那里的必要性"是治疗过程中的一个重要因素。不能认为有序的部分就好，无序的部分就不好。它们都是意识扩展同一过程的组成部分。哪怕"它（点）"呈现的是灾难或疾病等不和谐形式，护士融入患者的过程应与"它"共在、共情和参与。因此，个体越开放，就有更多的能量和环境进行交互，有更强的应变能力，在遇到突发应激状况等负面事件时，自身可调节性更好。对护理工作来说，患者往往就是处于一个混沌状态，表现为疾病，因此护士要帮助患者与环境不断交互，让患者自身潜能得到发挥，从而主动进入新的健康意识层面。

4.意识扩展

健康意识扩展理论中的意识扩展过程与阿瑟·M·扬的人类进化理论过程是平行的（表1-2）。阿瑟·M·扬指出人需要经过几个阶段牺牲一部分自由才能来到确定的物理世界。从第一阶段潜在的自由，到第二阶段捆绑，人被捆绑在一个整体网络世界中，在这里，每样东西都是有规律的，一切都被很好地规划，个体不需要主动积极性；此外，集体性高于个人，人为了更好的整体性，愿意牺牲自己，因此个人几乎没有特征或者选择。第三阶段：中心化。个体打破第一阶段的权威，开始建立自我特征、身份、特征、意识。这是一个竞争阶段，个人寻求获得凌驾于他们及自我之上的权利，这个阶段的转折点是第四阶段的选择；当过去的规则不再有效，曾经认为的进步不再进步，此阶段的任务是认识自我缺陷，通过科学的方式学习新规则。在启用新规则后，个人进入第五阶段的去中心，在这一阶段，个人将重心转移，从自我发展转向高于个体的事物，能量是主要的特征，个体努力创造属于自己的生活，这种体验是一种无限发展的体验。第六阶段：去捆绑，包括不断增长的不受时间约束的自由。最终回到第七阶段的完全自由的旅程。绝大多数的人停留在第五阶段，很少有人进入第六、七阶段。Newman理解人意识扩展阶段为：人最初存在一种潜意识的状态，但受到时间限制，于是在空间中寻找独特的自己，当空间也受到限制时，以前的规则对解除时间空间限制都无效时，个人开始通过移动来进行选择，最终使自己超越时间和空间，达到一种完全不受限制的绝对意识状态。

Newman认为意识不是一个静态的实体而是一个不断扩展的过程。她将意识扩展过程描述为"变得更加自我的过程。在这一过程中，人们找到更多的人生意义，让自己的生活与他人和世界的连通性达到更高的高度"。比如，虽然疾病让许多人失去了斗志，但是通过意识扩展，人们从失去、死亡和依赖的恐惧中解放出来，在生命过程中去拥抱老去和死亡，在苦难中体会平静和人生意义。意识扩展有三个表现形式：移动、时间、空间。

表1-2　阿瑟·M·扬的人类进化阶段与Newman的意识扩展阶段比较

阶段	阿瑟·M·扬：人类进化阶段	Newman：意识扩展阶段
一	潜在自由	潜在意识
二	捆绑	时间
三	中心化	空间
四	选择	移动
五	去中心化	无限的空间或无边界
六	去捆绑	永恒
七	真正的自由	绝对意识

（1）移动：作为意识扩展有两个方面的表现。

①空间上的移动。当失能患者被限制活动范围，可以通过电动轮椅来扩展其活动区域。

②时间上的移动。身体虽然没有在空间上移动，但因为时间在不断流动。所以，从时间维度来说，人也在移动。

（2）时间：作为意识扩展有两个方面的表现。

①Newman强调护理措施的安排要打破传统的时间安排，遵从（考虑）患者的生命节律。护士可以根据患者的要求和最优治疗方案来安排时间，以取得最佳治疗效果。例如，一位高血压患者，住院前自行服药血压控制尚可，但入院后服用同样药物却无法控制血压。随后责任护士发现，患者在家的习惯是7点起床后服药，但是入院后医院都是安排早上9点统一发药，因此错过最佳服药时间。

②时间是测量意识的工具。班托弗在1977年提出意识指数＝主观时间/客观时间，当这个指数应用于表达人的寿命时，就可以解释意识随着年龄增长而扩展。主观时间由人的感知决定，而客观时间不会改变，如果希望一个人的寿命延长，那么就增加他的主观时间。Newman受到班托弗"时间是意识指数理论"的鼓励，用这种意识测量方法来分析她研究中收集的主观资料和客观资料，从而论证意识随着年龄增长有所扩展，为此，她做了一个有关"抑郁是老年人主观时间减少原因"的研究，解释随着年龄增长人的主观时间会不一致的原因，提出感知时间的相对稳定，对评估一个人的健康很有帮助；此外，这也论证了她所支持的另一观点，即生命过程是不断向着意识扩展方向进展的。

（3）空间：不同人对空间感知是不同的，空间有多个维度，人对空间的感知存在于自己脑中已定义的空间概念，意识扩展需要人打破自己在空间中给自己原有的定位/束缚，从而进入一个更高层次的意识。时间和空间之间有一种互补关系，当一个人的生活空间减少时（可以是生理层面，也可以是社会层面），他的时间会增加。

Newman理论的重点在于"选择点"。这个点往往开始于旧规则不再发挥作用，需要寻找新的规则时。这是一种断裂分离的体验，个人熟知的事物不再按照预期的方式运转，人们陷入一种混沌状态，这种状态预示着个体需要一种向着更高层次意识的转变。她早期一直在研究二、三阶段的失去自由和四阶段如何选择的问题。人自我发展必然被时间、空间制约，移动让人们可以控制所处的环境；

如当身体失能，导致一个人身体活动受限，但随着科学的发展，如电动轮椅、移动电话、飞机、互联网的出现，让人可以借由工具在空间和时间上扩展自己的移动范围，从而脱离对时间、空间的束缚。当人们身体受限必然会迫使人超越物理自我的限制而实现意识超越，达到一个更高层次的意识，即绝对意识。

5.模式

模式是人所呈现出来的整体表现，是单向发展的，向着越来越复杂、多样性和更高层次意识方向发展。模式包括三个维度：移动-空间-时间、节律和多样性。

（1）移动-空间-时间：可以看作整体模式发展的一个维度。移动是生活的本质、是物质的基本属性，是感知现实、意识到自我的一种手段。通过移动，人与环境相互作用，并且控制它们之间的相互作用。移动是让空间和时间成为现实的手段，通过移动，个人发现空间-时间的世界，并且建立个人领域。当移动停止，暗示人与生活发生脱离。时间也是移动的功能。世界包含时间相和空间相。时间和空间有一个互补的关系，例如，当一个人的生活空间减小时，时间就会增加。空间与时间密不可分，主观时间传递时间的数量，客观时间是时钟时间。主观时间、客观时间和使用时间，与个人空间、内部空间和生活空间都相关。

（2）节律：节律是移动的基础，移动的节律是一种经验集成。节律对人际关系有强大的影响，人与人之间交流是否满意的一个重要方面是两个人是否有一个和谐的节律，如果没有这样的节律，很难沟通。说话声音的节律和停顿，语言和沉默都影响着人际关系。

（3）多样性：模式在不断移动或变化，对每个人来说，模式具有多样性，移动具有节律性。

6.模式识别

模式识别是意识进化的转折点，是向更高层次意识进化的关键。通过模式识别，可以发现下一步可能的动作。然而在日常生活中，模式识别是困难的。因为模式具有多样性，处于不断变化中。例如，当我们看到4、8、12、16…这样一组数字时，你可能会推测下一个数字是20，然而事实上真正的数字是4、8、12、16、18、24、28…此外，模式识别的困难在于我们看到的只是整体事实的一个部分，还应注意每一个模式都可能潜藏于另一个模式中。比如，个体模式潜藏于家庭模式中，家庭模式潜藏于社区模式中。因此，局部理解促进整体理解，整体理解丰富局部理解。护理促进模式识别的发生，通过护士与患者有节奏地连接，用真实的方式来阐明模式并发现更高组织层次的新规则。

Newman坚持认为模式识别是区分医学和护理的方法，医学范式的焦点是疾病的诊断和治疗，护理范式的焦点是模式识别。护士和患者在模式识别中放弃传统的护患角色，成为合作伙伴，护理被看作护士与患者间的合作关系。

（三）主要概念间的关系

（1）意识是人与环境相互作用的进化模式的表现。

（2）人与环境的进化模式能够在意识扩展过程中被观察到。

（3）在人类意识进化过程中，移动是一个关键选择点。

（4）当我们到达选择点，移动（包括身体和社会）不再是一个选项，我们必须学会超越局限性达到意识的更高层面。

（5）时间是移动的功能，Newman对不同人群进行研究，发现一个人对时间的感觉与他的移动和步态节奏有关。当个体越是缓慢行走，他感觉到的主观时间就越多，但时钟代表的客观时间并没有这么多；当个体越是快速行走，他感觉到的主观时间就越少，但判断的时间比时钟代表的客观时间长。

（6）移动是意识的反应，移动不仅是体验真实的途径，而且也是个体表达自己思想观点和对真实体验的感受途径，个体通过移动来传达自我意识。移动包括语言、姿势或身体在空间、时间的移动等。移动中呈现出来的模式和节律表达个体对世界的观点和感觉。移动提供了一种超越语言传达范畴的信息沟通方式。

（7）时间是测量意识的工具。

（8）移动-空间-时间的表现是意识的指示器，理解以人的意识为中心的移动-空间-时间相互模式，最重要的是理解移动-空间-时间相互作用的概念，并把它们作为意识进展的整体模式来理解。

（9）一个人在身体失去自由时必然会寻求在时间和空间中找到另一个自己，通过移动发现时空的世界和建立个人领地。当移动受限制，人们就会意识到个人的局限性和旧规则不再有效。当一个人没有移动的力量（物理或社会层面），就有超越自我的必要。当一个人能够认识人类在空间和时间中的永恒，他就获得了回到意识的自由。

（10）节律存在于生活现象中，并在时空中生动刻画，融入物质（意识）中。

（四）对护理学元范式中核心概念的诠释

1.人

人是一个开放的系统，与环境有持续不断的互动关系，并从整体中演化出个体模式，这个模式也在不断改变。人是一个整体，不能被分割为几部分，也不能从更大的整体领域中被分割出来；人无论作为个体还是作为一个物种来说都能被他们的意识模式所识别；人不能掌控意识，人就是意识；在意识扩展的整体模式中，人就是"意识的中心"，意识扩展就是模式识别。

2.环境

环境是所有与人互动的事、物及情景，是"宇宙的开放系统"。它的优势是可以应用于任何情景，形成护理干预；它的劣势在于其本身是抽象的、多维的、定性的。

3.健康

健康是健康与疾病状态的综合——融合在一种（疾病）状态和与之相反（非疾病）状态的结果中，可以被视为健康。

4.护理

Newman把护理定义为"对人类健康体验的关怀照护"，"没有关怀，就没有护理"，关怀或者说爱是护理的基本道德精神。关怀需要开放的心态，而开放容易让人受影响和伤害，也就意味着需要承受痛苦，因此人倾向于逃避，这也促使人努力向更高层次意识扩展。她提出护理的目的不是让人好转，或预防生病，而是护士在护患关系中协助人们意识到他们自己潜在的力量，并利用这份力量，主动向更高层次的意识扩展。护士在协助双方向着较高层次意识共同发展的过程中，自己的意识也得到扩展。他们在相互作用中共同经历意识扩展过程，这种关系不仅是在解决问题，也是在显示整个意识进展。

同时，Newman认为护理是一个专业，该专业的发展呈现出3个阶段：第一阶段即形成期：护理着重于确立其专业特征，每个护理实践者都对自己的实践负责。第二阶段为规范化阶段：护理失去了自身的一些权力，与环境的联系更具竞争性和说服性，在这个阶段，护理主要向医院环境转移，护士成为医院员工。第三阶段是整合阶段：护理与其他卫生保健人员以及患者之间的关系将是相互联系、相互影响的合作伙伴关系。Newman在1990年曾指出，对整合模式来说，有3种护理角色功能是必不可少的，即护理专家、团队护理领导者和团队护理成员。护理专家角色是整合性护理中最重要的角色，Newman称之为临床护理专家/个案管理者，该角色功能涵盖了所有的护理范式。团队护理成员角色主要在医疗模式或以疾病为中心的范式指导下发挥功能。团队护理领导者充当着护理专家和团队护理成员之间的联络者角色，使各个方面有机结合、互相协调，从而为每一位患者提供个体化的护理。

（五）健康意识扩展理论的护理程序

Newman认为在护理过程中，护士不是去关注患者的问题进行专业辨认，或是制订计划，采取措施去解决问题，而是应当倾入关怀之心，与患者建立一种可信、可靠的合作伙伴关系。患者往往在一个平衡被打破时出现疾病的特征，这时他们是混乱的，必须学习新规则来建立新的平衡，但他们不知道如何表达，也不知道如何来学习，此时他们需要一个伙伴，护士担任了这一角色，为患者提供信息和支持，与患者共同进行模式识别，患者在护士协助下获得自己的模式并确认，这是非常关键的一步。因此护士的介入就是帮助患者理清自己、确认模式、做出选择、建立新规则、达到新的有序状态。当患者的生活重新进入更高层次的意识平衡时，护士便离开他们，经历这个过程，护患双方均有望达到一个更高层次的意识。

1.在这一过程中，护士与患者之间有五个逐渐递进的步骤

（1）护士与患者结合的关键点是在患者生活中关于意识扩展过程的选择点。

（2）关系中的节奏和时间。

（3）寻找关系中的直接需求。

（4）过程中的基本要素是模式识别。

（5）个体转变。Newman强调护理的焦点不是更正患者的错误，而是参与意识扩展的过程，与患者在一起。这是哲学观"与患者在一起"，而不是"为患者做什么"。

Newman在描述护士与患者之间的关系时，引用了全息模型。全息模型是研究事物间所具有的全息关系的特性和规律的学说，它具有部分是整体的缩影规

律，任一部分都包含着整体的全部信息，它本质上是事物之间的相互联系性，如患者表现的各种疾病体征，如发热、高血压、高血糖等都是其整体模式的反应。当护士与患者接触时，两者的行为模式对彼此有一定的关联，Newman用南非生物学家瓦成用两颗鹅卵石投入一个水池的描述来解释这种关联。往池塘里丢一颗鹅卵石，会引发一连串规则的波，成同心圆向外扩展。如果是向两点各丢一颗鹅卵石，就会引发两组这种波，向彼此前进。这两组波相遇的时候会互相干涉。如果其中一组的波峰和另一组的波峰相遇，两者就会合并，产生一个两倍高的波。如果是波峰和波谷相遇，两者就会互相抵消，相遇的地方水面就很平静。事实上其中会发生所有可能的组合，所以到最后就产生一片复杂的漪，称为干涉型。可以将两颗鹅卵石转换为护士和患者，两者从接触开始，相互的行为都会干涉对方。护士需要在部分中看到整体，也要更多认知自己，才能更清楚地表达我们的真理和认知患者。认知的最高形式是爱，所以我们经常被告诫要爱自己，从而更好地传递爱的信息给患者。在医疗范式中，实践被分成独立的部分：评估、诊断、干预。在护理范式中，护理过程是一个整体，没有单独的部分。

2.健康意识扩展理论包括6个阶段

（1）确定移动、空间、时间及意识之间的基本假设、核心概念及理论关系。

（2）从个体的整体模式中识别出隐含的相关概念。

（3）初始阶段要完成对患者的模式识别，也是在人和环境互动中显现（翻开）和隐藏（折进）的模式。

（4）协助患者做出选择，并看到内在变化。

（5）参与患者意识扩展过程，建立新的模式。

（6）开始新的模式。

3.将健康意识扩展理论用在临床护理工作中，基于健康疾病整体性，研究者与参与者的整体性，Newman提出健康意识扩展理论的护理程序。

（1）建立调查双方的相互关系。

（2）专注于被访问者生活中最有意义的人和事情。

（3）按照时间顺序，组织叙述性数据，排列序列模式。

（4）与面谈者共享访谈信息，获得被访者的意见修改和最终确认。

Newman认为个体所表现出来的疾病现象是一个动态的能量模式，它揭示了该环境下患者在系统中的自然能量流动，因此，护士在关注患者当下表现出的疾病现象时，应同时注意隐藏的健康现象（如：一名37岁男性患者有高脂血症，但他一直认为自己早餐吃两个煎蛋是健康的生活方式，因此没有将此信息作为疾病相关因素告诉护士，而护士也没有主动询问患者的早餐情况，只是询问患者有没有过多进食肉类），护士不应该只关注患者表现出来的方面，而应该关注患者认为生活中"有意义"的人与事情。

二、理论的应用

健康意识扩展理论离开了传统的健康概念，有180度的转变，因此被称作一种改革。Newman对健康的描述以及对这个理论概念的定义和命题都在一个相对抽象的阶段，因此比较难找到具体的测量工具，以达到实证科学的要求直接测试，导致护理学界把她的理论纳入广域理论。

（一）在临床护理中的应用

Newman的健康意识扩展理论被广泛地应用于临床和社区护理实践领域，由于理论中的护理过程需要对患者进行模式识别，这个过程需要花费较多时间，所以人们通常会认为该理论仅适用于一些"非传统"的护理领域，如：社区护理、家庭护理等，在这些领域，护士有较多的时间与患者进行交流。但情况并非如此，该理论在护理实践各方面都有许多成功案例，其中包括癌症患者、经历暴力体验的青少年、HIV及人格障碍患者等的护理。

（二）在护理教育中的应用

Newman指出研究即实践或练习。实践就是朝着改变世界的方向而进行的深入思考和同步采取的行动。这样，教育护理学生和临床医生运用Newman的研究/实践方法论，不仅是教会他们一种方法，即研究意识发展的模式，还指导他用理论内容进行护理实践，这一过程无论是研究者还是被研究者均能有所成长。她强调研究必须关注实践本身，而不应该只看重结果。计划使用健康意识扩展理论的学生/参与者要有个人转变的准备，实际上在这一理论中，学生/参与者的个人成长非常重要。

Newman评论："我现在看到的理论、研究和实践是一个过程——不是单独的实体。"后来她宣布："护理整合理论、研究和实践，这是艺术、科学和实践。"Newman坚持专业的博士学位——护理博士（Ph.D）——要有专业护理教育。她指出："博士课程不是典型的学士学位护理程序转移到研究生水平而是基于有改变世界观能力的新课程。"

运用健康是意识扩展理论的教育要求一个特殊的课程，这个课程需要反映对健康观念思想的转变，从传统对健康和疾病一分为二的看法，到综合看待疾病和健康是一个整体，疾病也是健康的一种表现形式。此外，护士需要学习控制局势，去尊重和支持患者的选择，甚至当患者的选择与护士个人利益冲突时也要去尊重。Newman推荐使用简德琳的聚焦疗法作为模式识别的方法。

（三）在护理科研中的应用

Newman强调：护理理论要有哲学的引导，同时需要多学科融合的视角来理解护理专业，当我们从事研究行动、进行思考和解释，不是简单地参与其中获取知识，而是在过程中重塑自己，研究即实践。Newman创立了一项特定但动态的研究/实践方法论，以产生中域理论来解决意识扩展过程在生活模式中的表达，近年来许多研究者在临床上广泛使用了这一方法论。

第三节　艾达·J·奥兰多的护理程序理论

Ida Jean Orlando（艾达·J·奥兰多）审慎的护理程序理论关注的是护士与患者的互动关系，她强调在护理程序中患者参与的重要意义。在她看来，护理是一个特殊的、独立的专业，护理的功能是通过观察患者的行为、发现并满足患者的即时需要。护士对患者行为的即时反应（包括感知、想法和情绪）应与患者分享以确认反应是否正确或需要纠正，通过这个审慎的护理程序才能满足患者的即时需要。护士应具备主动了解患者行为含义的意识，能够真正理解患者行为的含义，学会与患者沟通，减少彼此间的误解。护士还要学会把护患间的解释和求证行为模式化，促进护理程序的应用，提高护士理解自身和患者行为与反应的能力。

一、理论的基本内容

（一）理论的基本假说

作为早期的理论家，Orlando在理论中对假设、概念和命题都缺乏系统阐述，因此她的理论只有隐含假设。

1.关于护理的假设

（1）护理是不同于其他学科的独立的专业：当时的护理学之所以还没有成功确立自己的独立性，是因为护理学与医学及其他学科功能上的区别不够明晰。

（2）专业的护理具有独特的功能并产生独特的效果：护理所特有的功能是所有护理活动共有的特性。专业的护理的核心问题是患者的"即时"体验，当护士执行了护理的特有功能后，会产生其特有的结果，而这些结果是患者本人或非专业人员所无法达到的。

（3）非专业的护理与专业的护理是不同的：非专业的护理是一种社会行为，是常识性的，存在于各类人群中，如照顾婴儿、饮食调理、某些保护性措施等。专业的护理是专业的护理人员通过专业性的评估，寻找患者不适的原因，确定缓解这些不适所需要的帮助，设计满足患者需要的护理方案。护理的效果可通过患者的语言和非语言行为表现出来。区分专业的护理和非专业的护理，有利于阐明护理的社会责任。

（4）护理与医疗是合作的关系：早期，Orlando认为医疗和护理是密切合作的，但二者有区别，医生的职责是预防和治疗疾病，而护士的职责在于帮助患者在接受治疗的过程中保持身心的舒适。后期她则明确指出，护理服务的对象既包括患者，也包括健康人；护理行为可存在于医疗机构，也可以存在于其他任何地方，即有护理需要的地方就有护理实践。

2.关于患者的假设

（1）每位患者对帮助的需要都是独特的：因为每位患者都是特殊的、个性化的，护士应针对每一位患者的"即时"需要提供帮助。

（2）患者并不天生具备表达自身需要的能力：护士应明白除非有护士的帮助，或者事先已经建立了一种良好的沟通模式，患者很难说清楚自身不适的实

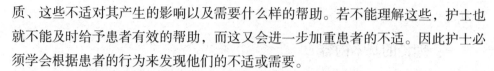

质、这些不适对其产生的影响以及需要什么样的帮助。若不能理解这些，护士也就不能及时给予患者有效的帮助，而这又会进一步加重患者的不适。因此护士必须学会根据患者的行为来发现他们的不适或需要。

（3）当患者不能独立地满足自身需要时，他们会感到不适并依赖护士的帮助：换言之，若患者能够独立完成医生指定的行为并能够满足自身的所有需要，他们并不需要护士的帮助。因此护士要能够准确判断患者是否需要帮助。

（4）患者的行为是有"深层含义"的：患者行为的内涵往往与其外在表现不同，护士在观察到患者的行为后，需要进一步的沟通才能理解这些行为的真正含义。

（5）患者能够并且愿意与护士进行语言或非语言沟通：Orlando认为，与能够进行语言沟通的患者的沟通是最有效的。对无法进行语言沟通的患者，如幼儿、昏迷或无法讲话的患者，可鼓励患者家属参与，或者根据患者有声的非语言行为，如抽泣、笑、喊、叹息及其他表现做出判断。

3.关于护士的假设

（1）护士对每位患者的反应都是独特的：护士对患者行为的反应有赖于本人的护理经验。护士对自己每一次的反应和采取的护理措施都应审慎思考，以确定这些护理措施对患者的独特意义。

（2）护士有责任帮助患者避免和缓解不适：护士必须致力于消除那些对患者生理和心理舒适感产生不良影响的因素，而且不能增加患者的痛苦。

（3）护士的思维能力是帮助患者的主要工具：在临床护理情景中，护士潜意识里的感知和想法并不重要，护士的语言和行为才是护士反应的结果，对患者而言是最重要的。而护士把自身的感知、想法转化为护理行为的过程中，主要的工具就是自己的思维。

（4）护士对患者行为产生的机械性反应达不到预期的护理效果：如果护士没有预先与患者沟通，所实施的护理往往是无效的，因为患者的感受未受到关注。

（5）护士通过自省来提高护理水平：护士要想提高自身的知识和技术水平，需要不断反思自己说了什么、做了什么，以及这些言行如何影响了患者，为什么有效，为什么无效等。

4.关于护患关系的假设

（1）护患关系是一个动态的整体：在护患互动的过程中，护士的言行会对患者产生影响，患者的言行反过来也会影响护士。如果护士主动与患者探讨其行为的意义，患者更愿意说出自己关心的问题。而一旦患者获得了帮助，并开始信任护士，护患之间的沟通会变得更加主动和坦率。

（2）通过感官所获得的信息是护理资料的主要来源：护士主要通过自己的直接体验收集主观和客观资料，这些资料包括护士对患者行为的感知，以及继而产生的想法和情绪。

（二）理论中的主要概念

1.专业护理功能——组织原则

Orlando认为专业护理功能是"发现并提供帮助满足患者的即时需要"，护理是对正在经受或将要经受无助感的个体的反应，护理聚焦于提供满足即时体验的照护过程，护士可为处于任何环境中的个体提供直接的帮助，以避免、缓解、消除或治愈个体的无助感。患者的无助感、压力或需要可源于躯体不适、对环境的不适应及某种需要无法满足的体验。护士的职责就是通过直接提供护理或（和）向患者转介其他服务，以帮助患者满足其即时需要。专业护理实践的核心就是理解在护士与患者之间发生了什么，并为护士提供一个帮助患者满足即时需要的组织原则和框架。

2.患者的当前行为——问题情景

Orlando认为，护士要想能够及时发现患者寻求帮助的即时需要，必须首先确认问题情景。患者的当前行为和即时体验的痛苦（或即时需要）是有关系的，通过观察和分析患者的当前行为，护士可以判断患者是否处于问题情景。患者的当前行为可以是语言的，如提出问题、提出要求或表明某件事情；可以是非语言的声音，如呻吟、哭泣、咳嗽、喘息等；还可以是非语言行为，如眼含泪水、肤色变化、步态变化、涨红的脸、紧握的拳头以及血压、脉搏等生理表现。无论患者的当前行为的表现形式如何，都可能提示患者渴望得到帮助。

患者的这些当前行为会引起护士的注意吗？这些行为代表患者正在遭受痛苦吗？或者能够明确患者遭受痛苦的实质是什么吗？要回答这些问题，护士必须对这些行为所提供的线索做进一步的探究，找出行为背后的真正含义，从而确定患者的即时需要。而在寻找问题和解决问题的过程中，护士和患者双方都必须参与其中。护士必须主动帮助患者表达其行为特定的含义，以确定患者遭受的痛苦究竟是什么；其次，护士必须与患者探讨这些痛苦的原因、影响等，以确定患者所需要的帮助。护士对护理功能的理解和掌握，与其对护理中问题情景的判断能力是有关的，即通过及时发现患者的当前行为并探索患者当前行为意义的判断能力。

3.即时反应——内部反应

Orlando在她的理论中非常强调"即时性"。她认为，护士应对患者的当前行为做出即时反应，护士的即时反应是一种内部反应，即护士对患者当前行为的感知、随之而来的想法和情绪。护士若能够观察并判断出患者的即时需要，并提供帮助满足患者在"即时性"体验下的即时需要，若所提供的护理是有效的，则可看到患者的行为发生"即时性"好转，患者能更好地照顾自己，增进健康感。

Orlando认为，个体对事物的感知和行动过程分为4个阶段：

（1）个体通过五官"感知"一个或多个客体。

（2）这些"感知"自动地引发一些"想法"。

（3）每个想法会自动地引起某种"情绪"。

（4）个体采取行动。这些阶段是在瞬间、自动地（或机械地）按一定次序完成的，其中前3个步骤就是个体的即时反应。

对于每一个问题情景而言，护士的即时反应都是独一无二的。护士对患者当前行为的观察是其即时反应的基础。Orlando指出，护士对患者行为的"感知"所引起的"想法"，反映了护士对这些"感知"的理解。这种理解可能正确，也可能不正确。护士应批判性地看待自己的即时反应，这样有助于理解患者行为的真正含义。护士区分自身感知、想法和情绪的能力越强，越容易发现患者痛苦的实质。为此Orlando提出了审慎的护理，以帮助护士合理运用自己的即时反应。

4.审慎的护理程序——反思探究

Orlando将护理行为分为两类，产生良好结果的护理行为称为审慎的护理程序或审慎的反应，产生不良结果的护理行为称为机械的反应。机械的反应是指护士无视患者的感受和需要，按以往惯例、常规等做出决定；审慎的反应则是护士和患者经过一个共同参与的沟通过程，确定患者的需要后进行的规范的专业反应。Orlando认为，通过审慎的护理程序才能产生良好的护理效果，这是因为，护患关系是一个动态的过程，护士和患者的行为相互影响。理解患者的行为是一个复杂的过程，护士必须要关注患者行为背后的意义而非自己的假设。

在沟通过程中，每一方都会产生即时反应，如果不能清晰表达自己的感知、想法和情绪，对方是无法了解的，这就是隐晦的人际交往。如果护士不对患者说出自己的感知、想法和情绪，患者就不会了解护士为什么要这样做或那样做。如果护士未与患者确证自己的感知、想法和情绪，就无法确定所提供的护理行为对患者来说是否是正确的、有帮助的或合适的。Orlando认为在护患双方没有进行良好沟通的情况下采取护理行动是导致护患冲突的重要原因，因为护士给予的护理未必是患者需要的。反之，如果护患之间建立起一种动态的、"外显"的关系，患者就更容易表达自己的需要。如果护士在观察到患者的当前行为后，能够与患者探讨自己的即时反应，将自己的感知、想法和情绪与患者交流并确证，患者的痛苦就可以减轻，对患者提供帮助的护理措施就能够为患者所接受，不易引起护患冲突。因此Orlando认为护士应用审慎的护理程序比机械的个人反应节约成本。

5.改善——问题解决

Orlando强调要重视对所采取的护理措施的效果评价，但并不是评价护理活动本身，而是评价护士自己的行动如何对患者产生了影响，在提供护理措施后，患者是否真正得到了帮助，患者在情景中的问题是否得到了解决。如果患者的即时需要得到了满足，护士减轻或彻底消除了患者的无助感，患者就会出现语言性或非语言性行为的改变，护患情景中的问题就会消失，护患关系变得和谐、统一。Orlando认为审慎的护理可使患者的行为不断得到改善，并产生积极的累积效应。

（三）对护理学科元范式中核心概念的诠释

1.人

Orlando认为人是具有需要的发展的生物，具有自我的主观感觉和情绪的个体，而这些主观的感觉和情绪未必能直接观察到。

2.健康

Orlando并未对健康的概念进行界定，但从她的理论可看出她认同"健康是一种安适感，需要得到满足，舒适感"。

3.环境

Orlando的理论也并未定义环境，理论只关注患者个体的即时需要，未提及患者家属及其他群体，也未阐述环境对个体的影响。

4.护理

Orlando认为护理是对那些有或将有无助感的人做出的反应。护理的核心是患者"即时性"体验下的照护过程，以避免、缓解、减轻或消除个体的无助感。护士通过自己的反应（包括感知、想法和情绪）发现并帮助患者满足即时需要。护理的目标是增强患者的安适感、自我照护能力和促进行为的改善。

（四）审慎的护理程序理论

Orlando提出的审慎的护理程序与现代护理学的护理程序有所不同，她的护理程序阐述的是护士了解患者当前行为的含义、发现患者的即时需要并提供帮助满足患者即时需要的基本过程。对应于现代护理学的护理程序，护士对患者行为的反应相当于评估步骤，对患者问题情景的确证即判断患者需要帮助相当于诊断步骤，而护士的行动即为实施步骤。但总的来说，两种护理程序的总体特征是相似的，都是关于护士与患者交互的过程，都强调护患之间的互动，且将患者视为一个整体，虽然Orlando在理论中并未提到"整体"，但她强调为患者提供整体的护理。这两种护理程序都被用于指导和评估护理实践，并且它们描述的都是审慎的专业护理过程。

1.评估——护士的反应

在Orlando的护理程序中，评估始于患者的当前行为，患者的当前行为刺激护士做出即时反应，此时护理程序即开始。护士的反应包括4个连续部分，即护士正确感知患者的行为、思考所感知的事物、产生相应的情绪并与患者沟通，确认自己的感知、想法和情绪是正确的。评估基于直接的和间接的资料，直接资料包括患者的当前行为（语言或非语言的行为表现），以及该患者或其他患者以往出现过的相似问题情景；间接资料包括患者的医疗护理记录、其他健康保健人员的信息等。Orlando认为，护士通过感官感知到的患者的任何情况，以及随之产生的想法和情绪（如关心、焦虑等），都应该通过语言或至少部分通过语言对患者表达出来，而且是以一种"我认为……"的方式表达，并向患者询问以确定自己的即时反应正确与否。例如，"我看到你眼中有泪，我认为你……对吗？"又如，"我在给你换造口袋时，看到你闭上了眼睛，我想你可能是在担心自己学起来有困难，是吗？"在询问之后，要求患者给予证实或纠正，以判断患者是否处于问题情景。

2.诊断——需要帮助

Orlando的理论中与护理诊断相对应的步骤是确定患者需要帮助，护士经过与患者沟通后，确认患者需要帮助，当然护理诊断的内容不仅仅是列出需要的帮助，还要有帮助的具体指向，并根据患者对需要满足的迫切性确定提供帮助的优先顺序。

3.实施——护士的行动

护士一旦确认了患者需要即时帮助，就可以通过护理活动完成护理程序。护士的行动有两种方式，一种是机械的行动，例如，护士遵医嘱给患者口服安眠药，执行医嘱是活动的目标，而非满足患者即时需要的目的。Orlando认为在制订护理活动的计划时，患者是一个积极的参与者，因此护士应采取第二类方式，即审慎地行动。审慎的护理活动的判断标准是：

（1）护理活动是在证实了护士对患者当前行为的反应是正确的基础上采取的。

（2）所采取的护理活动是与满足患者的即时需要相关联的。

（3）护士在完成护理活动后立即能证实活动是有效的。

（4）护士行动时避免采取与满足患者需要无关的活动。

Orlando在理论中并未提及计划和目标，但从她的阐述中可看出审慎的护理程序的目标就是满足患者的即时需要，避免、缓解、消除或治愈个体的无助感，患者的行为得以改善。

二、理论的应用

（一）在临床护理中的应用

Orlando的理论提出后，在她本人及其学生对理论的积极推广与应用后，很快被用于多个护理实践领域。早期主要是用在精神卫生护理领域，如美国密苏里州精神卫生中心和加拿大新斯科舍省一家综合医院的精神科。Orlando的学生Mimi在前波士顿贝丝以色列医院担任项目顾问，推广Orlando的理论在护理实践中的应用，该院护理部门声称其护理理念是基于Henderson、Wiedenbach和Orlando的理论提出的，在患者照护、管理中将Orlando理论作为服务框架。1994年，新汉普郡医院护理部将Orlando理论用于护理实践和护理管理。在这些医院中，Orlando理论被用作指导护理实践的框架，但最主要的应用目的是促进即时的护患沟通，如1996年Rosenthal将Orlando理论用于围手术期护理，通过个案研究提出Orlando理论适用于手术室护士与患者之间建立良好的动态关系。

（二）在护理教育中的应用

Orlando在她的第一本著作中提及她发展理论的目的是"给护理专业的学生提供一个有效实践的理论"，自1961年以来，她的护理程序理论确实为护理教学和培训提供了有用的概念框架。Orlando发现为护士提供培训促进其对患者行为的理解，对改善护理效果有益，因此她开发了一个护理过程记录单，用于帮助护士判断自己的行为是否属于审慎的护理程序。她将这个工具用于对护生的教学中，发现可促进护生对患者行为的即时反应的表达、对自己即时反应正确与否的确证或纠正。这个工具目前仍然在护理教育中广泛应用。Orlando理论在美国、加拿大、瑞典、英国、德国、澳大利亚、日本、巴西等国家的护理院校中广泛应用，对护理教育的发展产生着积极的影响。美国南达科塔州州立大学应用Haggerty基于Orlando理论提出的沟通模式培养新生，该校教师还将Orlando理论用于提高高年级护生的沟通能力。Haggerty（1987年）和Abdoli（2010年）等探索了护生对于处于不同类型困难情景下患者的即时反应，提出在教学中仅强调沟通和心理社会能力并不能有效提高护生的探究能力，建议以Orlando理论为框架帮助护生深入理解护患交流的过程及目的，以提高护生的沟通能力。

（三）在护理管理中的应用

在20世纪70年代初，护理学者Schmieding将Orlando理论引入护理管理及护理领导力领域。她将Orlando理论作为分析框架，进行了一系列的研究，以了解护理管理者面对护理工作中的问题情景时的反应过程。她发现大部分护理管理者并不认为护士所提出的情况属于问题情景，在与护士的交互过程中，管理者的情绪往往是负面的，并且未经审慎的探究就采取行动。她理论性地分析了管理者与护士的互动、管理者决策和采取行动过程的实质，认为Orlando理论有助于改善护理管理效果。

（四）在护理研究中的应用

Orlando理论在护理研究领域接受度也较高，已有多项实证研究证实其理论的有效性。护理研究者发现护士应用审慎的护理程序可帮助患者应对疼痛、减轻焦虑、减轻入院初期或术前的应激，帮助患儿母亲掌握更多疾病治疗知识，促进儿科手术患儿的配合和减轻术后并发症，可以促进急诊科护士克服与家庭暴力受害者沟通的障碍。许多研究将Orlando理论作为研究的组织框架，如Olson和Hanchett应用Orlando理论为设计框架，探索护士表达的同理与患者感知到的同理及患者心理不适之间的关系，发现护士表达的同理、患者感知到的同理均与患者心理不适呈负相关，而护士表达的同理与患者感知到的同理呈中等程度正相关。还有一些研究将包括Orlando理论的多个理论整合发展出新的理论或模型，如Sheldon等探索将社会信息加工理论与Orlando的理论相结合，用来解释护士对患者的反应过程，从而进一步发展了理论。

三、理论的分析与评判

（1）理论对护理学科意义重大：Orlando的理论形成于20世纪60年代，和其他一些致力于护患关系研究的理论家一样，她的理论推动了人们对护理实践看法的转变，这是一种里程碑式的转变，人们从只注意护理的现象转向关注护患间互动的过程及可能产生的结果。学者认为Orlando理论最大的贡献在于为评估患者即时需要和评价护理活动的结果提供了有效的程序，并提出了护理区别于其他专业的独立性特征。

（2）理论的内部一致性有待提高：Orlando在她的两本著作中对理论的描述比较清晰，理解起来并不困难。但作为早期发展的护理理论，其对某些护理学核心概念，如环境、健康、护理效果等，并未做出明确的界定，尤其是对有关护理结果的一些变量，如患者行为的改善、痛苦、无助感、对帮助的需要等未做解释，因此在判断护理活动的效果时，无论对机械的行动还是审慎的行动，其护理效果均难以判断。

（3）理论具有一定简洁性：Orlando理论中所涉及的概念较少，概念间的关系相对简单，容易理解，在阐述有关人际交往的模式和审慎的护理程序时逻辑较为清晰，为临床护理实践提供了基本的思考和执行的框架。但是理论的一些重要概念使用上存在多词替代描述的现象，如对"有效的护理"的描述就包括"规范的专业护理程序""没有无助和痛苦的感觉""满足患者的需要"等，这种同义反复的情况在一定程度上影响了理论的逻辑性。

（4）理论具有一定可测试性和经验性：Orlando本人及其他研究者已开发出基于理论的概念框架及其他测量工具，用于护生和临床护士沟通能力的培训，相关研究报告在一定程度上验证了Orlando提出的理论假设。

（5）理论具有一定务实性：Orlando理论的应用主要集中于临床实践、护理管理和护理教育领域等领域，虽然系统应用的报道并不多，但理论中的一些概念和思想已广泛应用于许多护理教育和临床实践机构。Orlando理论具有较强的实用性，对护理实践和护理研究具有较强的指导性，可用于指导护士与患者的有效互动，从本质上保证了患者得到满足其即时需要的护理。但是Orlando理论的普适性有待加强，Orlando在讨论理论的应用情景时关注的是护士与患者个体间的互动，在她的理论中，护理对象是有意识的、能够沟通的并需要帮助的患者，并且护士只关注患者而不关心患者家属或其他群体的影响。在最初提出理论时，她更关注住院的患者，而后期她将护理对象的范围扩大到任何场合有即时需要的患者。另外，Orlando理论强调的是患者的"即时性"体验，缺乏关于长期护理的内容，这是理论存在的明显不足之处。此外，理论在假设中把护理的对象限定在接受治疗和不能满足自身需要的患者身上，这也是与现代护理观念不相一致的。

第四节　马德琳·M·莱宁格的跨文化护理理论

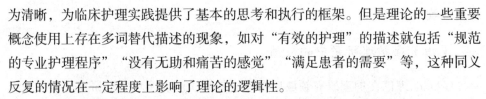

在世界政治、经济、文化日益全球化的今天，莱宁格(Ieininger)的跨文化护理理论具有非常重要的现实意义。跨文化护理理论又称为文化照护的差异性和一致性理论。该理论认为不同文化背景下的人们是用不同的方式来感知、认识和实施照护的，即文化照护的差异性；但世界上各种文化的照护又有一些共同之处，即文化照护的共同性。跨文化护理的实质是对护理和健康—疾病照护方面的信念、价值观及与实践有关的文化所进行的比较性研究和分析。其目的是按照人们的文化价值取向和有关健康—疾病的认识，为他们提供与其文化一致的护理照护服务。

一、理论的基本内容

跨文化护理是一个较大的研究和实践领域，主要关注和比较文化照护的相同和不同之处。跨文化护理的目标是为人们的健康和幸福提供具体的文化照护和普遍的护理照护实践或帮助人们在其文化背景方式下面对不适、疾病或死亡。

（一）理论的基本假说

Leininger在发展其理论的过程中形成了一些重要的假说和信念，其中大部分与"文化"和"照护"有关。现将最基本的一些假说列举如下：

（1）关怀是护理的实质和核心。

（2）护理是人类健康和幸福、愈合、成长、生存和面对疾病和死亡所必需的。

（3）文化照护是指导护理实践较为宽广的整体的理念。

（4）护理的中心目的是为人们的健康、疾病和死亡提供服务。

（5）如果没有给予和获得照顾就没有治愈。

（6）世界上所有的文化中，文化照护的概念既具有相似的方面也有不同之处。

（7）每一种文化的民间救治方法、专业知识和专业照护实践是不同的，为了给服务对象提供与其文化一致的护理服务，护士必须小心地识别和重视这些因素。

（8）文化照顾的价值观、信念和实践受世界观和语言、宗教、精神、社会、政治、教育、经济、技术、人种史学和环境因素的影响。

（9）基于有益的、健康的、满意的、文化的护理照护增加了服务对象的幸福感。

（10）与文化一致的照护仅仅发生在提供文化照护的护士已知和熟悉被照护者的文化照护价值观、表达方式和照护方式时。

（11）当其经历的护理照护与其文化价值观和信念不一致时，服务对象就会

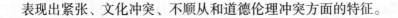

表现出紧张、文化冲突、不顺从和道德伦理冲突方面的特征。

（二）理论的主要概念

1.文化

文化是指从特定群体中学习到的、共享的和世代延续下来的价值观、信念、规范和生活方式，并以一种特定方式引导这一特定人群的思维、决策和行动。文化可以从人们的行为、语言和规范或规则中和对于特定群体重要的符号特征中被发现。

2.照顾

照顾是指对丧失某种能力或有某种需求的人提供支持性的、有效的和方便的帮助，从而满足自己或他人需要，促进健康，改善机体状况或生活方式，从而更好地面对伤残或死亡的一种行为相关现象。

3.照护

照护是指提供照顾的行为或活动。

4.文化照护

文化照护是指以主观和客观学习到的以及流传下来的价值观、信念和特定的生活方式为基础，来帮助、支持、促进或促使个体或群体提高健康状况和改善生活方式，或应对疾病、残疾或死亡。

5.文化照护共同性

文化照护共同性是指不同文化背景下，人们对照护的意义、模式、准则、生活方式或象征意义具有相同性或相似性。

6.文化照护差异性

文化照护差异性是指不同文化背景下，人们对照护的意义、模式、准则、生活方式或象征意义具有差异性。

7.世界观

世界观是指人们看待世界或宇宙的方式以及所形成的对生活或周围世界的看法或价值取向。

8.文化和社会结构

文化和社会结构指某一特定文化动态的结构和特征或相互联系的结构和组织因素（亚文化和社会），以及这些因素在不同的环境背景下是如何作用以影响人们行为的。这些结构和组织因素包括宗教、亲属关系、政治与法律、经济、教育、技术和文化价值观、人种史学等因素。

9.环境背景

环境背景是指在特定身体、生态、社会政治和文化环境下，对人类的表达、解释和社会互动所赋予意义的所有事件、情景或特定经历的总和。

10.一般照护系统

一般照护系统指帮助、支持和促进有明显或预期需要的个体或群体改善生活方式，提高健康状态或应对残疾和死亡所采取的一系列一般的（基于家庭的）知识和技能。一般或民间知识是主位的。主位是指局部的、本土的或内部人士对某种现象的看法和评价。

11.专业照护系统

专业照护系统指由正规教育、学习和流传下来的专业人员的有关健康、疾病和专业照护方面的知识、技能和实践，主要在专业机构由多学科人员共同服务于消费者。

12.文化照护的保存/维持

文化照护的保存/维持指帮助、支持、促进性的专业行动和决策，能帮助特定文化的服务对象保存或维持其文化价值观，因而他们能保持他们的幸福、恢复健康或应对残疾和死亡。

13.文化照护的调适/协商

文化照护的调适/协商指帮助、支持、促进性的或有创造性的专业行动和决策，能帮助特定文化的服务对象适应由专业人员所提供的照护方式或与他人进行协商，以获得有益的或满意的健康结果。

14.文化照护重整/重建

文化照护重整/重建是指帮助、支持、促进性的专业行动和决策，能帮助服务对象改变其原有的生活方式，建立新的、不同的、更有益的健康照护方式。而在与服务对象共同建立这种照护模式之前，应尊重服务对象的文化价值观和信仰。

15.与文化一致的照护

与文化一致的照护指制定和实施一系列符合护理服务对象自身价值观、信念、信仰以及生活实践方式的帮助性、支持性、促能性专业决策和行动，以支持或提供一种有益的、有意义的、令人满意的健康照顾。

16.跨文化护理

跨文化护理是一个研究和实践学科，主要关注和比较文化的不同和相似性，以帮助人们获得和维持基于文化的有意义的治疗护理实践。

（三）理论的框架结构

Leininger发展了"日出模式"来表达、解释和支撑其跨文化护理理论及其各部分之间的关系，以帮助护理人员研究和理解不同文化背景下理论的组成部分是如何影响个体、家庭、群体和社会机构的健康及对他们所提供的照护。

"日出模式"犹如太阳升起。描述了文化照护、世界观、文化社会结构的构成，这些构成因素影响着人们的照护与健康。环形图的下半部分，是对个体、家庭、群体、社区或机构的健康产生影响的健康系统层，包括一般照护系统、护理照护系统和专业照护系统，护理照护系统是一般关怀系统和专业照护系统间连接的桥梁，通过分析健康系统的组成因素可以了解服务对象的文化背景和健康状况，做出文化照护的决策和行动。根据服务对象上述因素的不同，进行文化照护的保存/维持，文化照护的调适/协商，文化照护的重整/重建，达到为服务对象提供与文化一致的护理照护的目的。

"日出模式"分为4个层次：世界观和文化社会结构层、服务对象层、健康系统层和护理照护行动和决策层。在这4个层次中，第一层表达最抽象，第四层表达最具体，前三层为实施与文化一致的护理照护提供了知识基础。

1. Ⅰ级（最外一层）

世界观、文化社会结构层，此层是日出模式的最外层。Leininger认为不同的文化社会结构层对应的护理照护的形式、观念和意义也不同。该层的构成因素有：

（1）文化价值观和生活方式：文化价值观和生活方式指基于一定的文化和社会结构而形成的对各种文化现象和文化行为的看法和态度，以及日常生活所遵循的、稳定的活动方式。

（2）亲属关系和社会因素：亲属关系和社会因素指基于文化信念、价值观和长期生活方式的家庭血缘关系和社会相互作用因素。

（3）宗教和哲学因素：宗教和哲学因素指能指导个体或群体的思想和行动

向更好的方面发展，或改善其生活方式的信仰和实践。

（4）技术因素：技术因素指用于为人类提供服务的自动的、机械的或物理等因素。

（5）政治和法律因素：政治和法律因素指影响个体或群体的行动、决策和行为的规范和权利。

（6）经济因素：经济因素指对人有价值的或为人所需要的产品、配给物和可用于流通的材料和消费品等。

（7）教育因素：教育因素指正规或非正规学习或获得的关于特定或不同主题领域的知识。

以上因素是形成具有文化意义的照护的价值观、照护的信念和照护实践的基础，可影响照护的实践形式与表达，并进而影响个体和群体的健康。个体所需的照护与他们的背景、信仰、价值观和实践方式息息相关。照护者应当重视患者的观点、经验和主诉，而不是将自己的观点强加于患者，即要注意避免"文化强加"。虽然"日出模式"没有将服饰、外貌、身体状况等特点罗列出来，也没有直接描述性别、民族、年龄、社会地位等人口学因素，但Leininger认为这些因素均包含在文化和社会结构因素之内。

2.Ⅱ级（第二层）

服务对象层，该层次描述了特定文化的人们（包含各种不同健康系统中的个体、家庭、群体、社区或机构）有关照护和健康的型态、特定意义及表达方式。第一层的技术因素、宗教和哲学因素、亲属关系和社会结构、文化价值观和生活方式、政治与法律因素、经济因素、教育因素等因素影响和制约下的照护型态及其表达方式决定了不同文化的健康观念。不同文化对健康赋予了不同的含义，只有提供与文化相适应的护理照护、建立并促进或维持与文化相适应的健康才是真正意义上的、完整的健康。

3.Ⅲ级（第三层）

健康系统层，此层包括3个健康系统，即一般（民间）照护系统、专业照护系统和护理照护系统。该层的信息包括每一系统的特征以及每一系统独特的照护特色。一般（民间）照护系统是传承于文化内部的，可由非专业人员操作，经过传承和传播等方式获得。而专业照护则来源于特定文化之外的专业人员或机构，由专业人员实施，必须通过正规培养和训练获得。两者都用来提供帮助性、支持性和促进性照护，帮助人们保持健康、积极面对伤残和死亡。护理是一门科学的学科和专业，其理论和实践大部分来源于专业关怀系统，少部分来源于一般（民间）照护系统。此外，一般照护系统、专业照护系统和护理照护系统组成了不同个体、家庭、群体、社区或机构的健康照护系统，并相互关联和促进。

4.Ⅳ级（第四层）

护理照护决策与行动层，该层包括文化照护的保存/维持、文化照护的调适/协商和文化照护重整/重建3种照护模式。根据"日出模式"，护理照护的决策和行为通过维持文化的护理照护、调适文化护理照护和重建文化的护理照护三个方面表现出来。对于与健康状况不相冲突的有利于健康的文化实施维持文化的护理照护；对于部分与现有健康不协调的文化成分，取其有利的方面而改变其不利成分，展开调适文化的护理照护；对于与现有健康相冲突的文化成分，改变既往的文化成分，建立新的、有利于健康的、有效的和促进性的文化照护，即进行文化照护的重整/重建。以服务对象为中心的护理决策和行动在此层展开，以最大限度满足服务对象的需要，提供与文化一致的照护服务。

Leininger提出"让太阳进入研究者的心灵"，以帮助他们发现与文化价值观和文化照护有关的未知的照护因素。她希望随着"日出模式"的应用，一些宝贵的、意想不到的、在传统护理中未被护士和医疗服务人员应用的，以及目前护士还未知的护理知识将会被挖掘出来。"日出模式"拓宽了护理人员的视野，提倡护理人员要广开思路，综合考虑到服务对象文化的各个层面，综合宏观与微观，了解其文化观念和行为对健康的影响。

（四）对护理学元范式核心概念的诠释

Leininger仅定义了健康和护理的概念，对人和环境没有明确定义，但这些概念可以从其理论的有关概念和假说中推论出来。

1.照护

人人有照护的能力，能够关心他人的需要、安适和生存。人类照护普遍存在于各种文化中。人之所以能在各种文化背景下生存和繁衍，是因为人能够在不同的环境下以不同的方式照护婴儿、儿童和老年人。人能够通过自己的能力，根据不同的文化、需要和场合，以不同的方式提供跨文化照护，因此，人是生存于不同文化背景下普遍照护的生物。在跨文化护理理论中，关注的是人们而不是个体，关注个体仅仅发生于与其文化相适宜的情况下。

2.健康

健康在跨文化护理中是一个重要的概念，它包括健康系统、健康照护实践、改变的健康型态、健康促进和维持等。健康是由文化所定义、文化所衡量、文化所实践的一种安适或完好状态。健康是普遍和多种多样的，但在不同文化中，健康的定义不同，它反映了该文化的特定价值观、信念和实践方式。

3.护理

护理是一门需要学习的人文和科学的专业和学科，其关注人们的健康照护现象和照护活动，为帮助、支持、促进个体或群体能够以符合其文化取向和利益的方式保持或恢复健康和安适，面对残障和死亡。

4.环境

Leininger用世界观、社会结构和环境因素来代替环境的概念。环境因素被定义为一切事件、情景、经历的总和。文化则被定义为特定群体（社会）的行动、思想、决策的定式，而这些是在特定场合和环境中经过学习、分享、传播和定型的结果。因此环境与文化是密切相关的。

（五）Leininger跨文化理论和护理程序

仔细分析"日出模式"，不难发现，它与护理程序有许多相似之处，两者都是描述解决问题的程序，服务对象也都是护理照护的接受者，只是"日出模式"强调护士要具备有关文化的知识，理解服务对象的文化。护士在进入陌生的文化场所时，需要花费时间获得知识和理解其他文化，接触一个陌生的护理对象或特殊文化人群时，会因为不了解对方文化而不知所措，即引起文化休克；或将自己的文化价值观信念有意或无意地强加于他人，即造成文化强加。根据"日出模式"应用护理程序可以避免以上问题的发生。

1.评估

首先评估日出模式的第一层，即服务对象所属世界观、文化社会结构因素。包括：

（1）服务对象的语言、环境背景、技术、宗教、哲学、亲属关系、社会结构、文化价值观和信仰、生活方式、政治和法律因素、经济和教育因素等。

（2）世界观、文化社会结构因素对服务对象的健康和照护表达方式与实践方式的影响，进而明确服务对象所能接纳的照护方式、照护表达与照护含义。

第二层评估：服务对象层，服务对象可为个人、家庭、群体、社区或社会机构。评估服务对象的健康状况以及对照护的期望、对照护方式和照护含义的理解等。

第三层评估：由于服务对象要受其所处的照护系统的影响，因此第三层评估主要是评价民间照护系统、专业照护系统和护理照护系统的价值观、照护信念和照护实践。

为保证评估的正确性和有效性，Leininger还制定了护士应用日出模式进行文化评估的基本原则及评估的步骤以供参考，见表1-3和表1-4。

表1-3　应用"日出模式"指导文化评估的基本原则

文化评估原则
1.评估开始前学习"日出模式"以便明确评估的内容和范围
2.分析自己所属文化的差异、优势及优点
3.发现和保持对自己文化偏见的清醒认识
4.对评估者表示真诚的兴趣，本着向服务对象学习和尊重的态度进行评估
5.向个人、家庭或群体解释和说明所进行的文化和生活方式的评估是为了帮助服务对象
6.评估过程中注意性别的差异、交流方式、特殊语言术语、人际关系、空间和物质的利用以及服务对象可能会分享的其他方面的内容
7.注意服务对象可能是属于亚文化或特殊的群体，如无家可归者、艾滋病和HIV携带者、滥用药物者、同性恋者、聋哑患者、智力低下者以及其他特殊人群
8.根据日出模式所描述的内容逐一进行评估，要用整体的观点看待服务对象的世界观和环境背景

表1-4　Leininger的简明文化评估步骤

	文化评估步骤
第一步	记录你所看到的、听到的以及观察到的服务对象的一些情况（包括服饰和外貌、身体状况特点、语言、行为、习惯、态度以及文化特点）
第二步	倾听并了解服务对象的文化价值观、信仰和服务对象的环境背景下与照护和健康有关的实践活动。注意一般（家庭或民间）照护实践和专业照护系统和护理照护系统
第三步	确认并记录所看到的、听到的和感受到的服务对象重复出现的模式叙述的故事
第四步	综合前3个步骤所获得的信息，确定照护的主题和模式
第五步	形成由服务对象和护士共同参与和决定的、与服务对象文化一致的护理照护计划

2.诊断

在评估过程中，识别被评估对象所处文化与其他文化在照护方面的共同点与特殊点非常重要。识别文化照护共性和差异后，就这些照护共同点和不同点中不能达到服务对象文化期望的方面，便可确立护理诊断。

3.计划和实施

相当于日出模式的第四层。在制订护理计划时应考虑服务对象在文化上是否能够接受，然后采用3种不同的文化照护模式进行护理，即文化照护的保存/维持，文化照护的调适/协商，文化照护的重塑/重建，给予服务对象与其文化一致的照护和护理，最大限度地满足服务对象的要求。

4.评价

Leininger未提到如何进行评价。但她对采取什么样的照护行为才能满足各种文化个体和群体的需要进行了不少研究，实际上也相当于评价。在护理实践中，可按护理程序的评价进行。

二、理论的应用

（一）在临床护理中的应用

Leininger的护理理论从问世到20世纪80年代末期，一直未能在临床或社区护理实践中应用。跨文化护理的文章也一直被拒绝刊登，因为杂志的编辑们尚未认识到人类学和护理学之间的联系或跨文化护理是护理学中的一个新领域。80年代中期Leininger利用她建立的跨文化护理学会，开始培养跨文化临床护理专家，极大地促进了跨文化护理理论在临床的应用和实践。通过理论的应用，护理人员也逐渐认识到与文化一致的护理能更好地被患者接受，患者就诊率、满意率也相应提高，并能更大限度地利用有限的资源以提高整体健康水平。跨文化护理的实践经验报道也逐渐增多，如"青少年同性恋者的文化与亚文化研究""西班牙社区评估""澳大利亚住院儿童护理""中国、朝鲜和越南人的护理经验""海地地区高血压、糖尿病等慢性病管理效果研究"等。目前跨文化护理理论在世界各国临床实践中得到了广泛应用和传播。

（二）在护理教育中的应用

1966年，Leininger在科罗拉多大学任护理学和人类学教授时，首次将文化与比较性照护纳入护理本科课程中。1972年，Leininger在华盛顿大学任护理学院院长时，建立了跨文化护理系，开设了跨文化护理的课程并积极从事跨文化护理的教学工作。1977年，犹他大学建立了世界上第一个跨文化护理的硕士和博士项目，并开始培养跨文化护理的硕士和博士研究生。20世纪80年代美国国家护理联盟、美国护士协会、美国护理院校联合会等建议在课程中加入跨文化护理内容。许多护理院校开设了跨文化护理课程，同时各种培训项目也应运而生。20世纪90年代以后，护理教育界对跨文化护理理论的重视与应用迅速发展，至2015年，已有加拿大、澳大利亚、芬兰、瑞士、德国等多个国家开设了跨文化护理的课程或应用跨文化护理的相关概念进行课程改革，培养学生的文化敏感性和提供与文化一致的护理照护的能力。

（三）在护理研究中的应用

Leininger对护理研究方面的重要贡献是创立了人种志护理研究方法。这是一种质性研究的方法，有利于人们发现照护知识和与文化有关的照护现象。Leininger于1989年创建的跨文化护理杂志，主要发表来自世界各国的跨文化护理研究、实践方面的论文，极大地促进了跨文化护理理论和知识的交流和传播。近50年中，世界各国的从事跨文化护理研究的护士，应用人种志护理研究方法对世界上87种文化及亚文化进行了研究，发现了187种西方和非西方文化中照护的组成因素。此外，跨文化护理理论及其相关概念还被用于指导临床护理研究，如"美国妇女产前护理""文化与疼痛""急诊护士的文化胜任力和心理授权""跨文化理论的研究"等。

三、理论的分析与评价

（一）优势和局限性

Leininger护理理论的主要优势是认识到文化对护理照护中的提供者和被照护者的影响。Leininger的护理理论经过了多年的发展和完善，使得她的理论在不同环境和文化中得到了验证。

Leininger护理理论的局限性包括：正如她本人认识到的，具备跨文化护理学术知识并能够实施跨文化护理的护士有限，与跨文化有关的课程学习和训练计划也太少，还需要基金资助研究有关文化护理实践，以及需要相应的护理教育项目，培养护士从事跨文化护理实践并继续研究发现新知识丰富和完善跨文化护理理论。

在Leininger的著作中，一些术语前后不一致，比如她曾用不同的术语"Transcultural nursing（1979）"和"ethnocultural care constructs"以及后来的"ethnonursing care constructs"表达同一概念护理文化照护结构因素，容易造成读者理解困难。日出模式的复杂性既可以看作是优势也可看作是局限性，优势主要是在护理教育和实践中强调人种学和文化的重要性，另一方面，模式的复杂容易造成被错误地诠释或拒绝，这两方面都是其局限性。

（二）理论的分析

1.理论形成的历史背景

Leininger从实践中意识到护理服务对象的文化需要，然后思考了跨文化护理和交叉文化护理这些术语，再到构建日出模式，进而形成了她的跨文化护理理论。20世纪50—60年代，Leininger在美国开始发表她的理论中涉及跨文化护理概念的著作。20世纪60年代中期之后，她每年都要出版几部有关这些概念的著作。20世纪80年代中期之前，她的著作主要倾向于介绍跨文化护理、文化护理和人种志研究。在她1991年出版的书中则详细介绍了文化照护异同理论及其日出模式的理论框架。她与其他的护理理论家一样强调照护，所不同的是她强调护理照护中文化的重要性。她也是倡导应用性研究的先驱者。

2.理论中的概念相互关联

Leininger的理论以文化和照护为核心，提出了若干新概念，如文化照护、文化社会结构、3种照护系统等。每个概念都给予了明确的界定，并运用日出模式，详细描述了这些概念之间的内在关联性和相互作用，使之成为一个有机的整体，从而使我们能更好地理解跨文化护理理论中的每个构成成分，在不同文化中是如何影响人们的健康状态以及如何为人们提供健康照护的。

3.理论具有逻辑性

Leininger的理论在本质上是合乎逻辑的，该理论以日出模式为理论框架，构建了一个抽象程度由高到低的4个层次的跨文化理论和实践的框架。

4.理论相对简单因而能够推广

Leininger的理论虽然概念比较抽象，但由于Leininger对其理论和模式进行了清晰的解释，说明了各概念都是必需的，特别是说明了概念是怎样相互联系的，从而使得理论变得容易理解且显得相对简单，因而也使得理论和模式能够较好地推广。

5.理论得到了验证

Leininger的理论是建立在质性研究的基础上的，在理论的发展过程中，已进行的很多研究都验证了该理论的假设。这些研究成果大部分发表在《跨文化护理杂志》上。

6.理论得到了广泛的应用和推广

跨文化护理理论阐明了人类照护活动的文化特性和跨文化护理的必要性。理论虽然没有给予临床护理具体的护理行为的指导，但是它有助于我们了解和重视不同的文化、不同文化的价值观，特别是健康、疾病等信念，为我们观察和理解不同文化中的护理现象和实施与文化一致的健康照护，提供了一条崭新的途径。

7.理论与其他相关理论和定律是一致的

Leininger的理论运用了文化人类学的基本知识，此外，Leininger的有关护士必须了解自身文化以及护士自身文化对护患关系的影响等论述，与King的有关护士了解护理对象和自身感知的观点是基本一致的。

第五节　阿法芙·I·梅勒斯的转变理论

纵观人的一生，我们总是经历着从一个稳定期到另一个稳定期的各种过渡，从初生时的哺育养护、童年期的安全防护、青少年期的身心发育到成年期的职业健康、初为人父/母后的喜忧参半、中年期的健康维持、衰老后的疾病照护乃至步入临终时的安宁疗护……各种从量变到质变的转折点——转变——成为贯穿整个生命中的一个又一个里程碑。作为卫生保健专业人士，护士经常需要协助服务对象及家庭处理对身心健康产生影响的各类变化和转折。如何帮助他们顺利渡过难关或者人生转折，是护理学科永远绕不开的话题，护理学者阿法芙·I·梅勒斯（Afaf Ibrahim Meleis）就是以转变为切入点，提出促进转变是护理学的核心概念这一新论点，发展了护理学科的中域理论——转变理论。

一、理论的基本内容

（一）转变的概念

一直以来，人、环境和健康是护理的核心概念。只有能识别并阐述三者之间的互动关系的学说才能满足护理实践的需要。转变即是重视人在面临现存或潜在的健康问题时与环境之间的三维互动过程和结果。Meleis在1994年就已经指出，促进转变是护理的核心概念。

转变一词源于拉丁语transire，意为穿越。韦伯国际大词典的解释是"从一种状态、条件或地域过渡到另一种状态、条件或地域"。由于与时空有关，转变也被称为随时间经历而产生的变化，是一个包含过程、时间跨度和感知的多重概念。过程指的是转变的阶段和结果，时间跨度是转变过程中一种持续而有界限的现象，感知是个体在经历转变时所感受到的意义。

转变也是压力和适应理论中一个极为常见的概念，即介于两个相对稳定阶段之间的时期。如前所述，转变分为发展型、情境型和健康/疾病型转变三种类型，这些类型均与变化和发展相关，而变化与发展又是护理所关注的永恒主题。有时，事件超出个体的掌控后就会经历转变。而有些事件是蓄意为之，如婚姻、移民、跳槽或整容等。Meleis指出，转变是个体健康状态、角色关系、期望值或能力等所有人类系统需求的改变，需要个体纳入新知识去改变行为，从而转变社会形态下的自我认同，是人与环境复杂互动的过程和结果。尤其当个体出现健康问题或者为了应对转变寻求健康相关行为时，就更应属于护理直接干预的范畴。

（二）转变的类型与型态

根据事件的不同类型，转变可分为：发展型转变、情境型转变、健康–疾病型转变和组织型转变。

1.发展型转变

是指人在生命周期中必经的各类转折性变化，如青春期发育导致的体像改变、结婚、分娩、初为人父/母、绝经等。

2.情境型转变

是指个体由于生活场景的改变而发生的转变：

（1）教育和职业转变：包括入学深造、由护生转变为专业护士、专业角色职责的变化（临床护士变为护理管理者）。

（2）家庭环境转变：丧偶导致鳏寡独居；入住养老院、家庭照护者经历的转变等。

（3）其他情境型转变：移民、迁居、无家可归等。

3.健康-疾病型转变

指个体或家庭因疾病导致的健康相关行为的转变，不仅包括由健康向疾病的转变，也包括疾病痊愈逐步恢复健康的转变。

4.组织型转变

是由社会、政治和经济或组织结构变革所致的转变，而组织机构发生的转变会影响到其所服务的个体和家庭。如采取新政策、新模式或新技术导致的转变。

上述各类型转变之间并非孤立存在，而是相互交织。经历转变的个体通常至少同时经历两种类型的转变。Meleis认为，虽然不同的个体对转变的体验不尽相同，但还是有些共性。根据事件的发生时序，转变包括3个阶段：进入，通过，离开。即任何转变都遵循进入-通过-离开这一阶段过程。但各阶段持续的时间和影响程度则各不相同。与转变的类型一样，转变各阶段之间也并非独立，而是相互交叉重叠。

关于转变的分类还有很多（表1-5），比如根据持续时间、范围、程度、可逆性、效用、可预见性、是否自愿以及界限性等因素进行分类。这些仍有待于进一步研究。

表1-5　转变的不同型态

单一转变或多重转变	暂时性或永久性
进入-离开有明显界限或进入-离开无明显界限	积极或消极
通过受阻或通过顺利	愉快或悲伤
影响轻微或影响重大	期待或排斥
特殊损害或侵入性损害	计划/预期或非计划/非预期
持续时间短或持续时间长	

（三）转变的特征和属性

研究早期，Meleis指出转变的本质特征包括过程、断离、感知和意识、应对模式。后期的理论框架从转变的分类、特征、条件及应对方式等方面进行了详细阐述和论证。

1.转变的前因

虽然后期的理论框架中没有提及转变产生的前因，但Meleis在早期曾论述过两个与转变有关的重要属性，就是导致转变过程的事件和转变过程中所出现的断离现象。在此，笔者将之归为转变的前因，以便于加深对转变过程的理解。

（1）过程：过程是指任何可能导致转变的事件，如疾病、康复、分娩、丧亲、移民、住院、退休、成年等，也构成了转变的前因。无论导致转变的事件是否在预期之内，也无论该事件持续时间长短，转变都是一种动态的推移和发展过程，其起始不会同时出现，具有持续性和界限性。随着时间的推移，事件对个体的影响程度和相关行为也会发生变化。

（2）断离：断离是转变最显著的特征。个人安全依赖感的中断，脱离熟悉的社会网络和支持系统；离开熟悉的参照点、期望值偏差和供需失衡导致阅读笔记满意度降低都会产生断离。

2.转变的特征属性

（1）感悟：感悟是对转变体验的感知、理解和认识，是转变的显著特征之一。对导致转变的各类事件的感知影响个体对事件的反应和应对。个体、社区乃至社会对促成转变事件的理解均有所不同，从而影响着转变的结局。比如，对于某些人来说住院意味着早日痊愈，而有些人会认为住院可能意味着离死亡更进一步。由于对事件的理解不同，不同个体间的反应也大相径庭，且往往难以预测。因此转变更倾向于是一种个性化的现象，而不具有结构性。某些情形下，某些事件尚未足以唤醒个体的意识，如个体处于否定或麻木，那么对于该个体来说就尚未处于转变期，而是处于转变前期，此时应优先处理唤醒个体转变意识的障碍，从而才可以促进转变。但Meleis并未解答的问题是：转变过程应该由谁（护士？患者？）先意识到？

（2）投入：投入是指个体参与转变过程的程度。投入可表现为寻求信息、采用角色辅助、积极准备或主动调整。其程度受个体对事件的感悟程度影响，如果无感悟，便不会投入。如女性在妊娠早期未发现自身机体出现变化，就不会关注饮食和药物对机体的影响。

（3）变化与差异：变化与差异是转变的基本特征。应注意的是，所有的转变都会存在变化和差异，但并非所有的变化都会导致转变。转变是一个长期的过程，最终应能发现新意义、获得控制感。转变是变化的原因和结果。转变也势必会面临差异，这是由于期望不同、世界观差异所导致的。

（4）时间跨度：时间跨度是指所有的转变都随着时间的推移而流动。从转变开始，经过感知、变化、不稳定的混乱低落期，最终到达稳定的新终点。

（5）关键点和事件：多数转变通常意味着标志性事件或转折点的出现，中间经历若干关键事件，最终以实现新稳态这一关键点结束。

（四）转变的条件：促进因素和阻碍因素

促进转变离不开人与环境的良好互动。除个体因素之外，社会支持网络、组织机构、社会文化习俗等各种环境是影响转变的外在因素。在经历转变的过程中，如缺乏专业支持和交流，患者通常会产生无助、挫败、困惑和冲突等消极体验。护士应关注环境对转变不同程度的影响。

1.个体因素

（1）意义：是个体对转变的主观体验和对生活影响的评价。对转变事件和过程的看法会促进或影响顺利转变。护士应当帮助个体意识到转变所赋予的意义是积极、中立或消极，是否是个人的选择，是否在预期之内，从而更好地理解其体验，实现顺利转变，促进健康。关于转变意义的研究不应局限于关注患者的负性心理情绪，还应注重转变为个人成长提供了新机会等积极社会视角，同时关注不同文化视角下同一变化对个体产生的不同差异。

（2）文化信念和态度：转变还会受到个体所处的社会习俗和文化的影响。如研究表明韩国女性对于绝经羞于启齿，因此绝经期的转变是一种孤独的体验。

（3）社会经济状况：经济收入较低的患者会产生更多的心理压力。

（4）知识和准备：转变之前或转变过程中，有预见性地做好计划和准备是促进转变的有利因素。经历转变的人有时无法预料事件的结果，且预期和现实也并非总是一致，而一旦事件产生的转变在预期之内，则转变造成的应激就会得到不同程度的缓解。缺乏准备则阻碍转变。另外，转变过程中个体所具有的技术知识水平会影响健康结局，但由于环境陌生，患者即使有相应的知识技术，还是会存在不确定感。因此，最好的准备就是获取转变的相关知识信息并制订有效计划，充分对将要面临的问题和需求进行综合全面的评估和认识，积极识别社会支持系统，与相关人士做好充分交流，从而有助于在转变过程中做好管理。

2.社区资源

社区资源通常包括：

（1）来自家庭和朋友的支持。

（2）从卫生保健人员、相关书籍处获得相关信息。

（3）其他可信任的渠道。

（4）角色补充。

（5）咨询。

3.社会因素

某些社会层面的因素也会促进或妨碍转变。比如性别歧视、群体边缘化都是阻碍个体顺利转变的影响因素。

（五）转变的结局和应对模式

Meleis早期的研究中"应对模式"是指发生于转变过程中可观测或不可观测的行为，如无序、抑郁，功能障碍、失调，愉快或喜悦，体现个体的心理、社会和文化属性（表1-6）。

表1-6　导致转变事件的应对模式

·无序	·自我概念改变
·抑郁	·履行角色改变
·易怒	·信心改变
·焦虑	·其他
·沮丧	

转变不仅是一个过程，还是结果。作为结果，转变意味着个体较之前达到了更加稳定的高度。可见，转变具有积极的属性。即使与之前相比，变化是递减而非递增，甚至意味着潜在的紊乱和无序性，也不能否定转变所具有的积极特征。因此，Meleis指出，对转变的评价应包括过程指标和结局指标两部分，而这两部分也形成了转变的应对模式。

1.过程指标

（1）联系感建立和维持：联系感是转变体验中典型的过程属性。与卫生保健人员建立良好的关系可增进转变过程中的积极体验。

（2）互动：互动主要是指患者与其照护者之间的内在相互关系，促进自护和照护行为之间的有效互动是转变的重要组成部分。

（3）寻求定位：定位通常是指从一个地方到另一个地方的单向运动，意味着转变前后各种处境和环境的对比，有助于个体在时空和关系上进行重新定位，寻求坐标，建立新的归属。

（4）建立信心和应对：经历转变的个体信心增加的程度也是反映转变过程是否顺利的指标之一。信心表现为对转变过程的理解程度、资源利用程度、管理策略水平等。信心是在转变的轨迹中逐渐发展和形成的。

2.结局指标

Meleis在研究早期，指出测量顺利转变的三大结局指标包括：主观幸福感、控制感以及和谐的人际关系。而且对这些指标的评价应在转变事件的过程中定期进行，而不是仅在转变结束时进行。后期的理论中则提出转变的结局指标主要分为获取控制感以及重建动态认同感。

（1）获取控制感：完成顺利转变取决于个体在管理新环境时所掌握的新技术和行为，即建立控制感。如能够自我决策、掌握自护技能、获取资源、学会自我监控、合作协商等。在转变早期，控制感通常不会出现。只有当患者在转变结束前重新达到一种掌控的稳定状态，才意味着已经实现顺利转变。

（2）重建认同感：转变的最终结局还应重建认同感。这种认同重建是动态迁移的，而非固定不变。个体常游走于双重文化、多种模式、环境之间，需要不断适应、寻求适当的应对方式，学会从多角度看待和解决问题，从而建立综合、连续的认同感。

（六）护理干预

护理干预应侧重于防止不良转变，促进安适以及管理转变过程中的体验。由于转变体验的多样性和复杂性，针对转变的护理干预手段也势必多种多样，需要进一步澄清、验证和探讨。

1.评估

评估是护理干预的基础。在转变理论的视角下，评估具有多重性。首先，转变的动态连续性决定了护理评估的连续性，且随着过程事件的发展，评估应贯穿整个过程。其次，评估时应考虑转变的模式和类型，有些评估不仅涉及个体，还应包括家庭评估。再次，评估应采用正式的测量工具，明确转变的关键点，采取相应的过程指标。

2.计划与实施

（1）回顾疗法：回顾疗法主张以一种平衡的心态回顾、评价个体的经历，使生命历程中一些悬而未决的矛盾得以剖析、重整，促进过去的矛盾与冲突的解决，从而接纳自己，接纳现在的生活。研究表明，回顾疗法可作为护理干预手段促进转变，使个体尽快重新阐释生活的意义，重建认同感。

（2）角色补充：角色补充是通过提供必要的新知识和技能促进转变的一种护理干预手段，尤其适用于那些经历转变且长期处于角色转变的个体或家庭，如新生儿父母、患儿父母、老年痴呆患者、心脏病康复期的患者以及各类老年患者都需要角色补充。

（3）营造健康的环境：Meleis及其他研究者针对老年患者经历的转变提出营造必要的安适环境极为重要。环境包括生理、社会、政治和文化环境。创造健康的环境应包括提供安全、消除障碍、满足需求、尊重文化传统等。

（4）调配资源：促进老年人转变，实现健康老龄化的护理措施还包括善于调配和使用各类资源。资源包括个人、家庭和社区资源。研究者们指出，个人的内在资源意味着适应、坚持、坚强、安适和潜能。家庭资源则涉及机构、经济和文化等因素。社区资源是对家庭资源的补充，比如社区服务机构、养老院以及教堂。社区资源有助于增加个体的联系感。

转变理论中包含上述四部分之间的逻辑关系。

（七）对护理学元范式的诠释

（1）护理：Meleis指出，护理是帮助患者及其他个体应对转变过程并促进转变。护患双方越早识别不确定和不稳定因素，通过护理干预，就可以越早促进转变和康复。促进转变是提供个性化服务和体现照护连续性的护理实践模式，以满足患者和家庭在疾病过程中不断变化的需求。简而言之，在该理论中，护理就是促进转变，增进安适。促进转变的护理干预手段包括：

①充分评估患者。

②创造条件准备转变：如做好相关教育。

③角色补充。

（2）人：在转变理论中，人是不断经历变化和转折的个体。既包括处于疾病中的个体和家庭，也包括处于生命发展变化中的个体和群体。

（3）健康：在转变理论中，健康意味着实现顺利转变，包括个体的主观幸福感、和谐的人际关系以及个体对新角色的掌握和控制感。

（4）环境：转变的过程中，环境包括促进或阻碍转变的各种重要因素。在转变过程中，离不开人与环境的各种互动。

二、理论的应用

Meleis指出，转变理论既可当作一种观点用于阐明和分析问题，也可以作为理论框架用于指导实践。目前，转变理论已用于护理学科的多个领域。

（一）在社区护理领域中的应用

前面提到，Meleis本人始终致力于倡导关注女性健康和弱势群体的权益，并因此做了大量调查研究。如美国黑人妇女初为人母的体验；低收入韩国移民妇女绝经期的转变体验；先天性心脏病患儿父母的体验；移民美国的巴西妇女的生活工作转变体验；癌症化疗患者的家庭照护者的角色转变的体验。这些研究全部采用了以发展理论为目的的质性研究设计方法，如扎根理论研究方法或混合性研究方法进行资料收集与分析，进而使得转变理论加以完善。Weiss等学者还根据转变的理论框架，识别了147名内外科成人患者对出院这一转变的应对与准备程度的影响因素。Rittman等则以转变理论为指导，描述了125名脑卒中患者出院后1个月的心理社会体验。

（二）在老年护理中的应用

衰老所导致的多重转变使得老年人罹患疾病和住院概率增加，从而影响健康。Meleis强调，要重视转变理论在老年护理领域中的应用，这些转变是长期而复杂的，会影响到不同的个体，因此护士应当重视和理解老人的需求及反应。学者们纷纷开展了老年患者的照护者体验以及老人入住养老院后的转变体验等方面的研究。其测量指标不仅重视结果，还重视转变过程，如老年患者的症状体验、功能状态、社会联系与人际关系、赋能（自主性、自我决策及控制感）等。在转变理论的基础上，Naylor等学者开发了转变式护理模式（Transitional Care Model，TCM），TCM是高级实践护士领导的为老年慢性病患者提供照护的多学科合作护理模式。各国学者纷纷开始据此设计符合本国国情的转变护理的理论框架用于指导实践。

（三）在护理教育中的应用

转变理论还可应用于护理教育及健康教育之中。McSherry采用焦点小组访谈法调查了14名曾经当过护理助手的护生经历的教育转变和专业社会化过程的体验。学者Wieland为改进本科护理教育质量，调查了本科护生毕业成为注册护士后所经历的临床角色转变。研究还包括大中专注册护士接受继续教育获取学士学位的转变、注册护士完成教育后成为开业护士的转变体验等。今后，在护理教育课程设置方面，应将转变护理的内容纳入课程教学内容体系，让学生了解转变的相关知识。在健康教育领域，除了教育患者和家属理解关于转变的相关知识外，还应当传递相关的信息和护理知识，并让他们学会自我决策，做出最佳选择。

（四）在疾病管理中的应用阅读笔记

健康-疾病型转变是转变的常见类型，不少临床研究者以转变理论为依据展开了调查和探究，包括心衰患者自我照护体验、墨西哥移民女性糖尿病患者的健康-疾病体验、卵巢癌复发患者的感受、髋关节骨折患者的认知与康复、心脏手术后患者的转变、晚期癌症患者的转变体验等。这些研究多以现象学调查为主，描述了患者在经历转变后的各类体验，既有消极的情绪，也有积极地面对，为护理实践的发展指明了方向。

（五）在护理管理中的应用

作为转变的类型之一，组织型转变是由社会、政治和经济或组织结构变革所致的转变。这种组织结构的转变与护理管理的关系密不可分。Meleis本人就曾经以转变理论为框架评价过护士对护理工作的看法和工作满意度。Rich为进一步拓展和验证该理论，在Meleis的基础上，采用现象学研究调查了宾夕法尼亚大学医院创办的SFAS项目中所有注册护士在经历SFAS培养后对护理实践、组织、人际关系的转变及看法。从转变的特征、条件以及应对模式等方面进行了比较和分析。Rich提出应进一步明确该研究中护士所经历的转变阶段和干预时机。我国台湾学者Chang也调查了10名急症护理领域的护士在成为护理专家后一年的角色转变与体验，结果分为三个阶段：角色模糊、角色获取以及角色实现。

三、理论的分析与评判

（一）对转变理论的分析和评判

Meleis提出的转变理论形成于20世纪80年代，是一个较新的护理理论。她创造地提出转变是护理的核心，帮助护理专业人员拓宽了视野，使人们意识到很多转折性事件是对稳态的重新适应，经历转变是随着时间推移所产生的变化过程和结果，是人与环境互动的结果。只要涉及人和环境互动的健康行为，就属于护理实践的范畴。因此，护理的任务是帮助服务对象促进转变。其理论已广泛运用于临床护理、社区护理、老年照护、护理教育、卫生管理等研究中。Meleis理论的主要特征可以归纳为以下几方面。

1.理论完整，逻辑清晰

Meleis的转变理论受角色理论的影响较大，其发展过程是一个逐步完善和日趋清晰的过程，从转变的前因、类型、特征、条件以及应对模式、护理干预，

Meleis及其学生不断修改完善，最终提出了现有的中域理论。转变理论各组成部分相互影响，阐述清晰，其逻辑性有助于护士理解各种转变的差异、处于转变中不同个体的体验，提示人们意识到转变后的新角色需要相应的知识与技能。转变理论的应对方式，即测量指标，既注重过程，也关注结果，体现了健康促进作为动态发展的过程，其可持续性的重要性。

2.类属明确，便于理解

Meleis理论中涉及的概念术语涉猎面较广，具有较深刻的社会学及心理学内涵，可以看出转变理论的提出者具有较为深厚的社会文化底蕴和内涵。个别概念术语较为晦涩难懂，比如"感悟""投入""定位与坐标""动态综合认同感"等，需要结合具体情境予以确认，加深理解。概念术语之间关系并不复杂，类属明确，指导性强，便于护患间的互动，并有针对性地提供干预指导。

3.方法单一，需要拓展

虽然转变理论在护理实践、教育、管理方面都多有应用，但多数研究采用的是现象学或扎根理论研究方法等质性研究，尤其是以探究问询个体于转变中、转变后的体验为主，因此尚需进一步拓展研究思路和方法，强化转变与护理之间的关系，充分考虑转变的文化差异、性别差异、年龄差异以及人格特质对转变的影响。

4.内涵全面，宗旨积极

Meleis的理论通过对个体所经历的转变进行客观描述，并从中感悟事件赋予的意义和心路历程。人们所经历的重大转折性事件，可以调动人的主观能动性，赋予自身和环境新的意义，进而产生相应的转变。所以，转变既是生活、健康、环境、关系变化的结果，也是原因，而人与环境的互动以及社会支持可以促进转变，顺利转变之后意味着成长。这种积极的健康观，拓宽了护理的视野，尤其是在慢病管理、老年护理和临终关怀等领域起着举足轻重的作用。

（二）转变理论与其他理论的联系和辨析

护理理论家们总是从护理的不同角度来阐释护理现象。各理论概念之间往往相互兼容包含，转变理论与其他护理理论之间也存在一些联系和共通之处。

1.感悟意义，重视互动——疾病与健康的辩证，人与环境的统一

虽然转变事件会为个体、家庭乃至社会带来冲击，但也为个人成长提供了

新机会，因此转变理论强调的是对转变事件意义的深刻领悟，不仅是新角色的适应，还应与环境积极互动，于逆境中成长。这种积极的健康哲学观点在不少护理理论中都有所体现。Newman的健康意识拓展理论指出，健康和疾病并不是对立或者独立存在的，体现的是你中有我，我中有你的一种相互依赖和渗透的关系，二者只有程度上的区别，没有本质上的不同，甚至是只有面对疾病时，健康才变得有意义。疾病是健康这个整体模式的有意义的组成部分，而健康、疾病使人的意识不断向高层次深化和拓展。在Newman的理论框架指导下，Moch通过描述乳癌患者的体验阐明了"疾病中的健康"的概念，并提出，疾病是个人成长和发展的机会。护理理论家Parse提出，某种程度上，健康表现为一种主观的感觉，应当由个体来描述和感受，而不应当由社会准则来规定，是人赋予自身所处环境的意义，因而个体才是自身健康的创造者，人通过与环境和社会的互动来共创健康。这些都与转变理论的观点极为类似，且转变理论也强调适应性，这与Roy的适应模式又有异曲同工之妙。Roy后期也指出，适应不再是一个简单的应对环境刺激以维持完整性的系统，也不再是被动的过程，而是主动的创造力，与环境密不可分，即护理通过增进人与环境的互动来主动适应和维持健康。

2.挖掘潜能，重塑认同——整体观与赋能观的融合

转变理论具有模式化特点，强调人的整体性，与Rogers的整体人科学和Neuman的系统模式非常吻合。如Rogers曾提到，转变是个人整体发展的重要阶段。Orem的自理理论强调自我照护能力这一重要概念，而转变理论中也包括自我照护能力的转变。即使在貌似消极的疾病不确定感理论中，理论家Mishel也发现，随着时间的延伸，一些慢性或者晚期疾病患者自我认同感会发生转变，把不确定感重新评价为现实生活的组成部分，由此产生一种新的自我认同感，从而挖掘潜能，改变自我，这又和健康赋能观有异曲同工之处。

虽然Meleis的理论被归为中域理论，但其视角宏观，Meleis反复强调护理的核心是促进转变。那就意味着处于转变中的个体，只要健康受到影响，就属于护理干预的范畴。而健康本身就是一个涉及身心社会的宏观概念，因此应根据个体、家庭乃至社区所处的环境是否存在变革以及能否顺利度过转变来判断是否需要及时的护理干预。在护理干预的手段上也是因人而异、因地制宜，这又为个案管理的发展提出了要求。

第二章　护理哲学理论

第一节　弗洛伦斯·南丁格尔的环境学说

Florence Nightingale（弗洛伦斯·南丁格尔）是现代护理学的奠基人，她建立了护理实践必须基于正规培训的理念，并强调环境卫生对个人健康的重要性。她认为环境是指影响机体生存和发展并能预防、抑制或加重疾病和死亡的所有外在因素。护理应将患者置于有利于发挥机体本能作用而自然恢复到最佳健康状况的环境中。她的环境概念构成了环境理论学说的核心思想，是现代护理理论形成和发展的基础，对护理专业的发展有着重要意义。

一、学说的来源

环境学说主要源于Nightingale的《护理札记》，是后人对Nightingale护理经验和思想的总结与提炼。《护理札记》的核心思想是对环境概念以及环境对健康影响的阐述。Nightingale在其著作中精辟地描述了环境对机体的影响。她指出"护士要做的就是把患者置于一个最好的环境中，使其自我修复"。她也曾写道："不可忽视患者内心的烦恼，而一味地促其病愈；一般都认为护士只负责照顾患者的身体，事实上，护士也应该关心患者的心理状态，给他们信心和鼓励。"这是Nightingale对护理本质最早、最基本的看法，这也是后人在总结其思想，发展环境学说时着重强调的理念。

二、学说的基本内容

（一）基本假说

作为现代护理的奠基人，Nightingale在其早期的著作中并没有明确提出任何假说，而后人在断断续续总结和发展环境学说时，也没有系统、完整和清晰的理论假设。但参考及综合多种相关文献，可以看出环境学说中隐含了多种假说。

1.关于环境的假说

（1）环境是患者康复的基本条件。Nightingale原著《护理札记》中曾描述"环境是影响生命和有机体发展的所有外界因素的总和，这些因素能够缓解或加重疾病和死亡的过程"。她还陈述："疾病是机体的一个修复过程，是机体本能对不良环境刺激的应激反应。"这应该是环境学说中一个最主要的假说。

（2）不良环境因素除物理环境如肮脏、潮湿、寒冷、黑暗、噪声及没有新鲜空气等外，还包括精神心理环境（如无聊与单调）和社会环境（如亲朋关系、医院制度等）。

（3）物理环境的优劣直接影响患者疾病的预防、发展与转归，同时也影响患者的心理环境和社会环境。三者相互关联并对患者的健康状况和生理本能产生影响。

2.关于疾病与健康的假说

Nightingale于1860年曾提出了自然法则假说。她认为人类（即个体）在一个适当的环境中具有自我修复与完善的能力。

3.关于护理的假说

Nightingale关于护理的假说包含多个方面：

（1）护理是一门科学也是一门艺术，必须将二者结合起来实施护理活动。

（2）护理知识不同于医疗知识。护理主要通过提供舒适而安全的环境，如新鲜的空气、充足的光线、清洁的饮水、有效的排泄引流、适量的食物以及提供温暖和安静的环境来促进患者的康复，保证患者机体的修复过程不受妨碍。

（3）满足患者的需要，帮助其保持和恢复生命力被看作是护理的主要目的。

4.关于护士的假说

（1）护士是接受过专业训练和教育的人士。"没有专业知识的照护人士不是护士"。

（2）护士应由品德优良，有献身精神，有爱心和高尚的人担任。

（3）护士是敏捷的思维者，具有独立判断能力。

（4）护士有责任为患者创造一个最佳的康复环境并提供精细管理。

（二）主要概念

环境学说中主要描述了13个概念，原文称之为"13准则"。Nightingale认为通过这13个准则可以改善患者所处的环境，使自然法则发挥作用，从而促进个体自我修复与自愈。

1.通风

Nightingale认为病室内空气应保持新鲜、流通，可通过开窗获得。护理应重视为病患提供持续而稳定的新鲜空气。

2.温暖

指患者所处的环境温度，不寒冷、不过热，让患者感到温暖舒适，有利于修复。

3.房屋卫生

指医院建筑要注意通风、保暖、排污，有足够的空间使能够下床活动的患者接受自然阳光。

4.噪声

指所有会刺激患者或影响患者睡眠的声音，如谈话、走动、移动物品等。护士应让患者处于安静的环境之中，尽可能将噪声减少到最低水平，禁止在病室门外谈论病情。

5.光线

指室内应有足够的照明，患者需要充足的阳光才有利于疾病恢复。

6.房间及墙壁的清洁

患者的房间、墙壁不可以有霉菌、污浊斑渍。

7.个人清洁卫生

指患者、医护人员都应该清洁、干净。护士应随时评估患者口腔、皮肤、头发、衣服。保证患者皮肤、口腔、头发清洁，衣服干爽，皮肤湿润不干燥。护士也应注意个人卫生，勤洗手。

8.病床与寝具

病患的床铺必须保持清洁、干燥、平整、无皱褶。有污染时随时更换，减少伤口感染，给患者舒适感。病床高度适宜舒适，床铺整理要注意美观、安全和方便。

9.变换

指房间的装饰、摆设应经常变化，给患者带来新鲜感。

10.饮食多样化

指患者的饮食不但要注意营养，也应该多样化，以增加患者的食欲。

11.精细管理

Nightingale提出的精细管理，也可译为"陪伴护理"，指护士应该做到无论在或是不在患者的身边，都要确保患者得到适当的照顾，使他们时刻感受到护士的陪伴。

12.有希望和劝慰性谈话

指给予患者积极、有希望的谈话，疏导他们的不良情绪，但要特别注意不应以对疾病的虚假、无依据的希望劝告患者。

13.观察患者

护士应时刻注意观察患者，包括病情变化、情绪变化、舒适程度以及是否有家人、朋友探访等。

（三）对护理学的核心概念的诠释

1.护理

Nightingale对护理的含义做了局限而清楚的描述，即护理是将患者置于有利于机体本能发挥作用的最佳环境中的一种非治疗性实践。环境学说中对护理的诠释主要基于环境的作用，认为护理的目的是通过改善环境，特别是物理环境使病员处于机体本能发挥作用的最佳环境之中。

2.人

Nightingale没有明确定义"人"，但在其所有的著作中意指接受照顾的人，即"患者"，由生理、智力、情感、社会和精神因素构成，人与环境互动并受环境影响。

3.健康

Nightingale曾陈述"健康不仅仅是一个人的良好状态，而且能够很好利用个人所拥有的一切力量"。她也认为健康与疾病是机体对外在环境刺激的反应，是一个可以趋向好转的修复过程。人类的健康受周围一切环境的影响。

4.环境

Nightingale强调环境是患者所处的一切外在因素，可直接影响个体生命及自我康复的条件，包括物理（如通风、温度、光线、营养、清洁等）和心理因素（如避免以对疾病的虚假希望和建议进行的谈话、变换病室的装饰与摆设等）。

三、学说的应用

（一）在临床护理中的应用

虽然很少有医疗机构或护理机构明确说明他们的护理服务是以Nightingale环境学说作为架构，但是环境学说是临床护理中应用最早、最广泛的护理理论。环境因素如通风、保暖、安静、清洁、个人卫生等已经是最基本的临床护理范围及每日常规基础护理工作的重要部分。随着整体护理的发展，环境学说中的社会因素和心理因素也被重视并成为常规护理的一部分。目前环境学说也被广泛应用于社区、家庭护理的个案管理。如巴基斯坦Karim于2015年报道如何将环境学说用于一位身患多种慢性疾病的75岁独居老人的个案管理中，并特别介绍了如何根据理论中的13个准则系统评估和改善个案的居住环境（房间卫生、通风、光线、温度等）、个人卫生、饮食状况及伤口感染情况等，并实施相应的护理措施改善老人的生活环境，使其感染的伤口很快愈合，疾病症状有所缓解。Kamau等曾发表文章分享在肯尼亚如何将环境学说用于抗药性结核病患者的护理中，并在结论中指出由于结核病的发生、发展与患者所处的社会、物理环境密切相关，因此，采用Nightingale的环境学说可以直接、明确地指导护士如何从环境着手帮助患者改善环境，提高抵抗力，促进康复。

（二）在护理教育中的应用

Nightingale对护理教育具有深远的影响。她提出护士必须基于正规的、科学的培训的观念是高等护理教育发展及护理走向专业化的起源。1860年Nightingale

护士学校正式成立，学校对学生的生活习惯、行为品德方面都有严格的要求。"学生必须以清洁整齐、温柔端庄、统一的服装出现在实习病房"。教学内容虽然不同于医学生，但也大幅度涵盖了公共卫生、统计学知识等。护士学生的培养主要以医院实习、床旁教学为主。这种模式是许多早期护士培训学校所采用的模式。环境学说的护理原则是至今护理课程设置的基础指南，对护理专业的发展起到了积极的推动作用。

（三）在护理管理中的应用

最早应用于管理中的是1859年Nightingale《医院札记》所提出的医院建筑设计、排污系统以及患者统一登记和疾病分类理念。1859—1860两年间英国伦敦绝大多数医院都开始采用患者统一登记和按疾病分类管理。随后世界各地许多医院也逐渐采用类似的分类方法管理患者。具体的环境学说在护理临床实务管理中的应用已经非常广泛。如护士工作的分配及内容、医院病房设置、护理质量控制、质量保证及质量改善的指标制定等都以环境学说架构作为依据。美国医学会（Institute of Medicine，IOM）于2004年出版的《保证患者安全：改变护士工作环境》明确指出医院管理者必须通过有效的工作及工作环境的设计来预防及减少医疗护理差错，并陈述护士工作的环境会直接影响他们工作能力的发挥，从而影响对病患照护的结果。

（四）在护理研究中的应用

可以说Nightingale是第一个应用统计数字和图表的护士。她于1853—1854年在战地医院工作和管理一家贫民医院期间就用多种数据和统计图特别是饼式图形表示患者的死亡率等，并将这些数据作为说服高层管理委员会改善环境的依据。她认识到护理实践中资料收集与分析的重要性，主张以事实依据改进医院环境及护理工作。她的观点和方法影响着护理科学研究，也被环境学家及公共卫生专家所认同和借鉴。Zborwsky于2014年采用文献检索和描述性统计方法分析与Nightingale环境学说相关的护理研究，目的是探讨护士在发展Nightingale环境学说知识方面的研究中所扮演的角色和所做的贡献。该文献研究主要限定于环境学说中"噪声、光线、空气、通风、清洁及多样性"这6个方面。结果发现，2007—2013年间，相关研究中"噪声"和"睡眠"分别为研究频率最高的自变量和应变量。文章指出，由此可见，即使在南丁格尔时代后150年的今天，她的环境学说仍在临床护理研究中具有突出的优势，也是需要继续深入研究的课题，因为"环境"是一个复杂的概念而且直接影响人类疾病发生、发展与康复过程。

四、学说的分析与评判

Nightingale环境学说是现代护理理论形成和发展的基础，其内涵在当时的社会背景下可以说是一个很大的创新和突破，即使在一个多世纪后的今天也一直对护理的实践与发展产生着深刻的影响。该理论主要特征有以下几方面。

（一）理论清晰

一般对Nightingale环境学说的总体评价都是清晰而简单，因为理论不但对第一类概念，即"普通概念"，包括人、健康、环境和护理有清晰的诠释与界定，而且对第二类概念，即"特别概念"，包括13个准则也有清晰的描述和可操作的定义。

（二）理论简单、易理解

环境学说中很多内容是摘自Nightingale的原著，是她的真实事例及经验的描述与总结，整个理论强调一个核心理念，即患病或疾病的康复过程都与患者所处的环境有直接而密切的关系。理论中的相关概念如清洁、通风、光线、噪声等，也是护理人员所熟悉和易理解的概念，对各概念的陈述，也没有特别的隐喻或专业术语。因此，其被誉为最易理解和应用的护理理论。

（三）可推广

环境学说始终强调护理服务的对象是身患疾病或受伤的患者，也可扩展至家庭及社区，通过改善和维持一个良好的环境而促进康复和预防疾病。原著中主要描述的情景是战地医院的伤员及他们所处的环境，也有一部分是用于教导妇女们如何创造一个适宜的家庭环境以帮助病患在家居中康复。

（四）可推论结果

这一评价指标主要指理论在实践中是否能预测结果以及理论知识与护理实践

之间的关系。环境学说中有3个主要的命题陈述，包括：

（1）健康的环境是身体修复与自愈的基础。

（2）环境及个人清洁能够减少发病率。

（3）所有那些能影响微生物的滋生与生长的外部条件都是可以被预防、抑制的。这些命题陈述均预测了为患者提供一个清洁、舒适的环境，就有利于其发挥机体本能作用，促进自我修复，从而达到最佳健康状态。护理照顾涉及患者所处的一切环境，特别是物理环境以及他们所接触的人及照顾者的个人卫生。

（五）理论的局限性

有学者认为虽然环境学说对护理专业理论知识的建立和发展起到奠基石的作用，但有其历史局限性，主要表现在内容框架过于简单，着重强调物理环境对人与健康的影响，而社会环境和精神心理环境并没有清晰和较详细的说明并且在整个理论中也不太连贯。单纯强调物理环境与现代护理所强调的整体观念相比较，确实有其局限性。

第二节　吉恩·华生的人文关怀科学

Jean Watson（吉恩·华生）是美国当代著名护理理论家，其首次将人文关怀与护理结合，创立了人文关怀科学理论。Watson强调关怀是护理的本质，护理人文关怀只有通过充满爱心的人际互动方能有效地体现与实践，护士根据患者的需要，帮助其达到生理、精神、社会文化上健康的目的。人际的互动表达在提供照护的过程中，护士对患者内心世界的关心，与患者在一定时空中交流及共享生活经历，建立稳固的护患信任关系，为深层次的整体护理提供基础。

一、学说的来源

Watson人文关怀科学的诞生首先是建立在其他学者理论的基础上，包括Florence Nightingale的环境学说，Madeleine Leininger的跨文化照护理论和Carl

Rogers的人本主义心理学，还包括Irvin D.Yalom的存在主义学说以及许多人文科学和基础科学理论。人文关怀科学的形成还与Watson接触不同国家的文化和民族有很大的关系。Watson1979年创立人文关怀科学，提出"人文关怀是护理学的本质"的观点，并将护理学拓展到以"关怀整体人的生命健康"为本的人文关怀发展阶段。在她的著作《护理：关怀的哲学和科学》中首次应用了"关怀"这一词语。她将哲学中"以人自身的生命价值为本"的人文关怀理念引入护理学"关怀弱势群体的生命健康"的内涵之中，揭示了护理学人文关怀的精神内核，以"关怀整体人的生命价值为本"的人文关怀理念包含着对自身生命价值的关怀。Watson认为自己的学说探讨的是护理的核心，即通过关怀和治愈过程寻求和拥有他人的精神世界，建立真正的信任关系。Watson于1985年再次修订发表理论著作《护理：人文科学和人文关怀》。此后，Watson继续致力于理论的不断发展和完善。1999年出版《后现代护理及超越》；2008年出版《关怀的哲学及科学–新修订版》，在此专著中，Watson把原来书名中的"care"换成了"caring"。她解释说，care的状态下，护士可以去对患者提供照护，而不一定伴有人文关怀；华生博士的学说非常强调人与人之间深层次的互动与连接，用caring一词能最准确体现其含义。由此，本理论的名称由原版教材的"人性照护"变成"人文关怀"。2012年Watson主编出版《人文关怀科学—— 一个护理理论》。

Watson将其毕生精力投入关怀科学的研究、发展和完善中。在其理论的发展中，Watson坦言，她生活中遭遇的一系列事件促使她深入思考、发展理论，让她从更深层面对关怀科学有了认识。这些不幸事件包括她在意外事故中一侧眼睛失明及她丈夫的去世等。她认为，处处都有爱，人人都是爱的来源。Watson说，她自己现在不仅拥有关怀的理论、知识和职业学术基础，更重要的是，她拥有智慧、个人亲身经历、神秘的体验、热情、实践经验以及勇气来帮助卫生专业人员、教师和人类服务工作者等人的关怀–治愈历程。Watson同时指出，人们可以去学习、讲授和研究关怀，但要得到关怀的真谛，必须亲自去经历和体验它。

Watson编写出版了关怀科学专著20余部，开展了关怀科学的多项研究，发表关怀科学及相关论文数百篇。

二、学说的基本内容

（一）人文关怀科学的基本假说

（1）人文关怀只能在人际互动过程中有效地展现与演练。

（2）人文关怀是促使人类需要得以满足不可缺少的因素。

（3）有效的关怀可以促进健康并使个人或家庭得以成长。

（4）人文关怀应该用发展的眼光看待个体。

（5）关怀性的关系可以为个体提供潜能发展的机会，允许个人在特定时刻为自己的行为做最好的选择。

（6）护理关怀比治疗更具有健康的意义。

（7）关怀需整合生物/生理知识与人类行为知识，以激发并促进健康，同时提供援助给患者。因此，关怀照护的科学可以弥补治疗性科学之不足。

（8）人文关怀是护理的核心。

（二）人文关怀的本质及护理关怀价值观

（1）人文关怀与爱是最普遍的、最强大的、最神秘的宇宙力量。它们构成了原始而普遍的物理能量。

（2）尽管我们知道人与人之间需要爱与关怀，但人们之间往往并没有这样做。如果想让人性和人道主义得以维持，如果我们想进入更加有爱和更加文明的社会，我们需要变得更加有爱，更愿意实施关怀。

（3）护理是一个关怀的专业。其为专业实践维持关怀的理想、伦理和哲学的能力影响人类文明的发展和护理对社会的使命。关怀道德伦理的维持影响人类文明的发展和护理专业对社会的贡献。

（4）我们首先要学会对自我提供关怀、宽容、人道；然后对他人给予真诚的关心、温柔、爱及尊严。

（5）护理一直以人性照护和关怀的立场，对人给予尊重、对其健康–疾病–愈合过程给予关注。

（6）基于知识的、告知的和伦理的人文关怀是专业护理价值观、承诺及合理行为的核心。它是最中心、最统一的用以维持专业生存和贡献社会的力量。

（7）护理中的人文关怀，无论是对个体的还是对群体的，在卫生系统中越来越被忽视。人们现在必须恢复对其的重视程度，以便卫生系统从伦理和科学的层面承担对社会的责任，以体现护理作为一门履行社会责任的独特专业的价值。

（8）护士的关怀价值观和护理的关怀价值观已被融合。护理与当今社会正处于如何保持实践中的关怀理念和关怀理想的关键时期。在后现代时期，在这个急剧变化、无常、纷杂的人类历史中，人性照护的角色受到多种因素如医疗、技术、经济、管理体制等不断增加的限制的威胁。同时，有些不惜以个体和大众的生存和健康成本为代价的治疗技术的渗透，也威胁着人文关怀。

（9）护理中的人文关怀伦理、哲学如何在临床实践中维持和推进是护理专业当今和未来的重要议题。

（10）人文关怀只有在人际互动中才能有效体现和实践。人与人之间主观的人性过程导致人道主义感的产生。它指导我们在认识自我和认识他人时变得更具有人性，一个人的人道主义通过对方而反射出来。但是，关怀意识可以超越时间和空间乃至物质世界，并进一步影响人道主义意识。

（11）护理专业对人类、对社会的道德、职业和科学贡献体现在其对人文关怀理论、实践、教育和研究中的价值观、知识、实践以及对理念的坚持和发展的承诺上。

（三）护理中的关怀和非关怀

护理中的关怀和非关怀是Watson理论里提到的重要概念。Watson将人分为关怀和非关怀性两种。关怀性的人具有下列特征：将每个人视为独特的个体，关注和关心他人的情感；积极沟通；愿意为之付出额外的努力。关怀性的人及其行为可达到下列状态：生物活性状态，表现为良好的护患关系，仁爱、关注、善良和反应积极；或者达到更高的生物优化状态，即最佳的护患关系，护士与患者之间生命的相互给予。反之，非关怀性的人忽视他人的个体差异性，对他人的情感无动于衷。非关怀的结果也可体现为三种不同的状态：生物杀灭性的，导致患者气愤、绝望甚至影响其健康；生物静止状态，表现为健康受影响，患者感受到护士的冷漠甚至威胁；生物消极状态，即中性的状态，护士不带感情工作，仅仅只是做事。

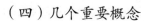
（四）几个重要概念

1.关怀科学

是指以人文关怀过程、现象和实践为导向的人道主义学和人文科学。关怀科学包含了艺术、人类学和科学。关怀科学根植于关系性的本位主义和所有人统一和连接的世界观。超人的关怀承认生命的整体性和相互之间的连接并由此形成关怀的聚焦圆圈：从个人到他人、到社区、到世界、到地球乃至整个宇宙。关怀科学的研究体探索是反思性的、主观性的、解释性的以及客观现象主义的。关怀科学研究包含方法学的、哲学的、伦理的、历史探索和研究。关怀科学是一个演进的新型领域，她根植于护理并促进护理的演变。关怀科学近来也涉及其他学术领域如女性学、教育学、经济学、和平学、哲学和伦理学、艺术与人文学、心身医学等。可以说，关怀科学正迅速成为交叉学科或跨学科领域的科学。她与健康、教育、人类服务的所有领域及职业相关。

2.人文关怀理论及关怀科学的核心概念及要素

（1）超个人关怀性关系：超个人关怀性关系是一种特殊的人性关怀的关系，是一种与他人的连接或统一，是对他人的整体及存在的一种高度认可。由此，关怀被视为护理的道德理想，其终极关注是对人的尊重和人性的维护。人文关怀发生于，当护士进入另一个人的生命空间或现象场，能探测他人的生活状态（精神或心灵），感受到这种情形，并及时做出反应，使接受者释放出了其想释放的主观情感。因此，护士和患者之间产生了一种主观交流。双方之前存在的不和谐的情感、思想、能量被释放出来，取而代之的是一种积极的情感、思想和能量，使自我更和谐，对他人更加善良友好，更关注彼此乃至整个人类的健康。

护理中这种简单而又复杂的人与人之间关怀的过程是超个人和谐的关怀关系发生的基础和起点。护士进入服务对象的空间，主动出现在中心地带，停下来仔细审视在疾病、诊断和行为后面的由精神组成的个人。护士的这种完全发自内心的关怀性存在和关怀意识创建了一个开放的空间，使新的、超出预期的事物可以发生。在这种复杂的但充满爱的关系和连接中，护士将患者置于最佳的状态中，让患者能发现自我愈合的源泉，与外界宇宙愈合的能量相连接，甚至允许神奇发生。这个过程与南丁格尔将患者放于最好的环境中让自然来愈合的模式是非常吻合的。

超个人关怀性关系取决于下列几个因素：

①保护和增进人的尊严的道德承诺。

②护士愿意对他人主观、精神的重要性给予肯定和认可的意愿。

③护士准确意识及感受到他人情感及内在状况的能力。

④护士评估与他人建立联系，评估他人状态并使他人处于良好状态的能力。

⑤护士个人的历史、过去的经验、文化、背景，个人情感经历，体验他人情感、苦痛等的经历。

在建立超个人关怀性关系中，护士运用自我作为手段有一定的重要性。传统护理中，护士和其他医务工作者被提醒要避免与患者的个人接触和交往，避免自我暴露，个人的情感投入被认为是不专业的。但在超个人关怀性关系中，护理人员的适度投入是关怀性关系不可或缺的一部分。护士将其独特的个人资源，如天赋、技能、知识、直觉、品味、感知、人格等运用到与患者的交往中。但是，在这种关系中，护士与患者关注的焦点不同。患者在这种关系中关注的是个人的现状、问题，自然是以自我关注为导向的。相反，护士的关注点不是指向自我，而是指向对方的。护士的情感投入，并非作为从患者那里获得解脱和帮助的手段，而是作为特定时刻的一种关系中与患者同在、同感受的一种方式。这不同于普通朋友之间的相互关心、相互给予和帮助的关系。关怀性的关系虽然事实上也会有益于护士，护士当然可以从中受益；患者也可能不知不觉成为对护士有意义、助其愈合的使者，但是，护士不会依赖从患者处获益来维持这种情感的投入。

超个人关怀的过程在很大程度上是一门艺术和一种人性工艺。之所以称其为艺术，是因为它采用独特的方式触及另一个人的灵魂，感受到他人的情感，与他人建立连接等，让个人产生更好的自我感觉及更高程度的和谐。

（2）关怀时刻：当护士和其服务对象两个人带着各自的独特的经历现象场或背景走到一起，发生连接，就构成了关怀时刻这一事件。实际关怀情形包含了护士和服务对象双方的选择及行动。在该情境中两个人有机会决定双方的关系以及此时此刻的行动。护患双方进行有意义的、真诚的、主动的交流和互动，互相尊重，分享个人经历；患者表达出关怀需求，护士理解感知到患者的这种需求，做出了恰当的反应，对患者实施了关怀，患者感受到了护士的关怀；护士因给患者提供了关怀，自己精神上产生愉快感，并得到提升。人文关怀时刻这样一个事件，成为当时时空上的焦点。超个人关怀时刻使每个人都会感觉到与另一个人精神层面上的连接，由此，它超越了时间和空间，带来了治愈及更深层次上人性连接的新机会。这种性质的关系和连接对护患双方都产生积极影响，并融入每个人生命体验的一部分。从关怀时刻的意义来讲，关怀是一种道德理想而非一种人际技术，它指向一个特定的结局，即保护、增强、维护人的人性、人的尊严，有助于人们的内心和谐、完整性和愈合的潜能。

关怀时刻的意义超出关怀时刻本身。超个人关怀时刻不仅出现在特定时刻的简单物理空间，该事件和体验还与现场的其他主客体发生内在联系，并与每个人的过去、现在和将来发生关联。实际关怀时刻可以超越特定的物理时刻，存在于护士和患者的生命中。因此，关怀时刻跨越时间、空间和物质。因此，护士即便离开了患者，患者和家属仍能感受到关怀时刻的存在。

Watson在关于关怀时刻的论述中，提到了时间这一概念。她认为，尽管人们对现在的时间更是一种主观感觉，对过去的时间兼有主观和客观感觉，人们无法对过去和现在的时间进行一个清楚的界定。过去、现在与将来瞬间相融。

关怀时刻的实现需要护士具备相关的意识和能力，例如，真诚存在、拥有爱和关怀意识、时刻愿意帮助对方、进行自我关怀实践等。

（3）精神世界：随着个体的成长、成熟以及人类的进化，其精神和灵魂世界变得越来越重要。不同个体或不同文化之间，甚至在其内部，个人和种族的精神的特点存在差异。某些文化其精神发展水平更高。但是，证据表明，西方世界价值观正越来越倾向于整合东方哲学观，使其精神内容不断扩大。这种变化体现在一些理念和方法，如瑜伽、运动、健康食品、饥饿疗法、沉思及特殊饮食等越来越多被应用到健康促进活动中。精神世界涉及的内容极其广泛，包含直接或间接影响个体的各种内外环境和情形。

（五）对护理学元范式核心概念的诠释

1.生命

Watson将人的生命定义为持续存在于时空中的精神的、心智的、情感的和生理上的统一体，是指可以被关怀、尊敬、了解及被帮助的有价值的个体。人的整体是大于各部分的总和。人有能力与过去、现在和将来共存。Watson还认为，人的灵魂拥有身体（不受时间和空间限制），而非身体拥有灵魂。尽管一个人可以自然死亡、被谋杀、自杀或病死，但人的灵魂不会消失。

2.不适

不适并不一定是疾病。不适是一种主观感受，是个体内在自我（或灵魂）或与他人的不和谐状态。人的特殊体验或经历如发展性冲突、内在痛苦、罪过感、自责、绝望、失落、悲伤、各种压力等可导致不适，并可引发疾病。疾病可导致更大程度的不和谐。人的不适或疾病可以被治愈，但不一定能愈合。愈合是一个内在过程，即处于一种好的存在状态和良好的人际关系中。如果我们从这样的角度来看待生命、不适、疾病、健康的话，一个人的疾病也许不能被治愈，但灵魂可以通过濒死过程中的抚慰等而愈合。

3.健康

健康是一种主观感受，是身、心、灵的统一及和谐。个体对自己主观感知和实际体验二者之间一致性的程度密切相关，二者间差距越小其健康程度越高。当感知的自我和体验的自我相吻合时，人处于和谐状态，就是健康；当感知的自我和体验的自我短时期存在不一致时（I≠Me），个体就会感受到不适，如果二者长时期不一致，就会发展为疾病。此处的健康观强调的是人的生理、社会、美学及道德等方面完整的个体，而非仅仅是人的行为和某些生理症状或体征。这也是人们常常提到的健康的幸福模式。

4.护理

"护理"一词是一个属于哲学层面的概念，提示着一种温情，对人们来说有丰富的内涵。由此，护理这一概念是动态的、持续变化的。"Nurse"一词既是名词也是动词。护理是一种象征，关怀–愈合的整体性、与内在过程和能量的连接，意味着护理是利用人的宝贵的经历和巨大外力来实现愈合，而不仅仅是对人的躯体进行治疗。正如南丁格尔提醒我们的一样，对身体的照顾绝不能与对心灵的照顾分离。

"护理"和"护士"具有多方面的含义。护士是一个个体的人，他（她）拥有对自我和他人关怀、爱的意识和意愿，并通过特定的反应、行为及明智的行动而体现。在Watson看来，护理总体来讲由知识、思想、价值观、理念、承诺、行动及一定程度的激情组成。这些知识、价值观、行动及激情一般来说与人文关怀时刻相关联，与经历着人生体验的个人内在主观的、个人的、人与人之间的接触相关联。因此，人性照护或关怀被看成是一种道德理想。它是一种旨在保护、增强、维护人性、人的尊严和完整性的超个人的人与人之间的努力和尝试；它帮助人们发现不适、痛苦、疼痛、存在等的意义所在，并帮助他人获得自我知识、自我控制、自我关怀和自我愈合，从而恢复自我内在的和谐，无论外在情形如何。护士帮助他人与自我/他人乃至外在世界处于良好的关系中。

护士是人与人之间关怀过程的合作伙伴。由于护理所具有的人性特征，其道德、精神的和形而上学的元素不能被忽视或取代。它们本质上就直接或间接地被实践，人们必须承认它们是护理理论家世界观、信念系统和哲学观的组成部分。一句话，护理理论的哲学信念为护理注入了激情，并使之保持生机、变化，并以开放的姿态拥抱多样性及新的可能性。

5.护理目标

护理目标是帮助人获得更高程度的和谐，以促使人们应用多样化的方法达到更好的自我认知、自我护理、自我控制及自我愈合。护理目标的达成依赖于触动人内心世界的人与人之间关怀的过程和人与人之间精神的关怀性联结和关怀性关系的建立。

护理对人文关怀科学的贡献体现在通过建立一系列有关人类和科学的价值观、假说、伦理、哲理导向、目标及方法，来对多项事物进行统一和整合。这些事物包括：人的身-心-灵作为不可分割的统一体，现实和幻想，事实与意义，客观世界与主观世界，外界与内部事件，疾病、不适与健康等。在当今科技不断发展、人们更为孤独且面临快速变化和压力的时代，社会需要关怀性的专业，特别是护理专业，来恢复人道博爱，来滋养人的心灵。

（六）Watson关怀科学与护理程序

许多护理理论家以关怀理论为框架，设计了独特的、具有可操作性的护理程序。但Watson认为，护理程序仅能满足低层次需求；对高层次需求及关怀因素来讲，护理程序很难展示深层次的治疗性人际关系，以及在这种关系中服务对象表达出的意义。因此，Watson并无护理程序的具体框架。但她用诗的形式描述了关怀在护理中是怎样发生的。

（七）临床关怀程序

Watson1979年在其理论著作中提出了十大"关怀要素"，并于1985年及1988

年两次进行修订。Watson认为"十大关怀要素"可以作为护理人文关怀实践的指南。后期Watson对此进一步修订，提出了十大临床关怀程序。2007年，国际人文关怀协会文件工作起草组针对每一临床关怀程序，拟定了护士应具备的关怀素养或关怀能力，华生博士对其进行了修改。现对十大临床关怀程序及护理人员为实施每项程序应具备的意识和应实施的行为介绍如下。

（1）坚持人道主义-利他主义价值观，对自我及他人怀有仁爱怜悯之心，给予关爱。要实践这一项关怀程序，护士对患者（他人）应做到：保持开放的心态，与自我、他人、环境和宇宙建立连接；做自我关怀和关怀他人的模范；认识自我和他人的独特性；肯定善意的行为；尊重自己和他人的天赋和才能；正视自己和他人的弱点；对自己和他人仁慈；真诚倾听他人的讲述；对自己和他人给予尊重；听取他人意见；与人为善；关注他人；维护自己和他人的尊严。

（2）真诚陪伴照顾对象，交往中注入信心与希望。护士应做到：创造沉默/反思/暂停的机会；主动与他人建立人际关系；将生命视为有待探索的奥秘而不是要解决的难题；能释放主导权，转变为更高的能量；运用关怀艺术与科学来促进康复与整体和谐；根据他人的价值观、信仰以及重视的事情来制订照护计划；合理利用目光交流和触摸；以他人喜爱的方式称呼之；帮助他人树立自信；了解并支持他人的信仰；帮助他人树立希望；鼓励他人继续生活；视他人为有感情的人类而非物体。

（3）进行个人精神实践，培育超个人自我感和对他人的敏感性，达到超越本我状态，全面拥抱个体的情感世界和主观世界，触及个体的内部自我。护士应做到：实践反思（日志、祈祷、冥想、艺术表达）；表达想要通过探索他人的感受、信仰和价值观来提高自我的意愿；通过评估周围情况做出判断而非主观判断；通过有意义的仪式来表达感谢、宽恕、依从和同情；接受在精神层面具有独特性并值得尊重和关怀的自我和他人；在工作中不是完成"任务"而是与患者产生愈合性互动；具有宽恕自己和他人的能力；对他人表现真挚的关注；重视自己和他人的内在美；用心实践。

（4）建构并维持帮助-信任的关怀性人际关系。护士应做到：亲身实践，探索当下及所处关系中的可能性；无条件爱与关心他人；尝试从他人的角度出发考虑问题；创造神圣的治疗空间来满足他人的需求；不以批判的态度待人；参照他人生活经历给予回应；关注真实的存在；创造最真诚的人际关系；以开放的心态及足够的敏感度对待他人；运用"我-你"关系而非"我-他"关系；表达自己和他人的沟通方式（语言和非语言）的意识；根据需求给予解释沟通；促进直接的、有建设性的、互相尊重的沟通；进行健康相关性沟通；不讲闲话；进行有效的、友爱的沟通；不传播谣言；积极地解决问题；不过度抱怨；鼓励独立和自由的活动；不鼓励依赖；参与促进健康的活动；参与促进安全、道德、成熟、健康的活动；不参与非法、不道德、不安全或有诱惑性的活动；允许他人在合适的时机说出他的顾虑。

（5）贴近患者，支持对方正性和负面情绪的表达，使自我与被照顾者建立深层次精神上的联系。护士应做到：创造/保持神圣的空间；承认治疗过程是一个内心旅程；允许不确定性和未知事件；鼓励将叙事/讲故事作为表达理解的方式；允许故事发生，改变和发展；鼓励反思感受和体验；适当表达祝福、祈祷和精神支持；帮助他人看到事情好的一面；积极倾听并给予他人力量；接受并帮助处理他们的负面情绪。

（6）创造性地运用自身及其他可能的方法来进行关怀；艺术性地进行关怀-愈合实践。护士应做到：结合多种认知方式（美学、道德、经验、个人、形而上学）及创造性、想象力和批判性思维来充分表达关怀艺术与科学；意识到自己的出现是对他人有效护理的一部分并积极运用之；运用自我，通过以下方式创造治疗环境：主动触摸，声音，真实的存在，运动，艺术性的表达，日志，玩笑声，自然举动，音乐/声音，准备工作，呼吸，放松/想象/形象化，意向性，适当的眼神接触，微笑/积极的姿态，主动聆听，自然/光/声/噪声保护等；鼓励提问；帮助他人探索不同的方式来解决健康问题。

（7）从服务对象的角度出发，善于运用适宜的方法对他人进行真诚的健康教育。护士应做到：主动倾听他人的生活经历；语调轻柔、平静，对不同的个体分别给予充足的关注；在了解他人及其世界观的基础上，再分享、指导和提供建议、措施及选择来满足他们的需求；共同商议解决问题；接受他人及他人的理解能力、知识水平及学习能力；帮助他人正确看待疾病/健康；询问他人对自己的疾病/健康状态的了解情况；帮助他人向医疗专家提出问题及忧虑。

（8）创造人格被尊重、疾苦被关怀、伤病被救助的生理和精神的场所与氛围，增强个体的完整性、美丽、舒适、尊严及宁静。护士应做到：为人际关系的自然发生创造条件；建立关怀-愈合观念；主动关怀；关注下列要素，构建愈合性环境：尊重他人作为独立个体所需的光线、装饰物、水、噪声、卫生、隐私、营养、美观、安全、手卫生、促进舒适度的措施、作息时间等支持性健康促进的环境；充分考虑他人的习惯和宗教仪式；随时能为他人提供帮助；交流时关注对方；预知他人的需求。

（9）以恭敬的态度和主动关怀的意愿协助满足服务对象的基本需求；落实关键性的人性照护措施，强化人的躯体、心理、灵性的统一及个体的完整性。护士应做到：将他人视为完整个体；尊重他人独特的个人需求；尽量保持他人的舒适；帮助他人减少忧虑；对患者的家属、重要的人及配偶的需求给予回应；尊重他人的隐私需求；尊重他人的世界观及个性化需求；关心家属/重要的人；像探索他人生命力量的奥秘一样重视他人的身体；满足他人特殊需求，如放松、恢复和睡眠；与家属沟通。

（10）以开放的心态面对生命的无常，神秘与神圣，接纳存在主义、现象学理论。护士应做到：允许未知事件的发生；探索生命的奥秘；妥协并期待奇迹；鼓励/灌注希望；在适当的时候分享并参与人文关怀时刻；了解自己和他人的内心感受；知道自己和他人重视的事情；尊重他人重视的事物；相信生命中的爱与善良；接受生命中一些难以解释的事情。

Watson指出，这些关怀程序是人们运用关怀理论系统进行人文关怀的指南。在当今的后现代社会，在关怀方面如果我们没有自己的语言，我们就缺乏存在感，对外在世界来讲我们是隐形的。因此，人文关怀现象的护理语言对护理的发展和未来对人类的关怀实践变得尤其关键。另外，在当今循证实践的时代，如果不对关怀现象进行命名、记录和评估，我们就无法探究护理人文关怀的结果。

三、学说的应用

（一）在临床护理中的应用

目前JeanWatson关怀科学已被广泛应用在对内科、外科、妇产科、儿科、老年科、门急诊、肿瘤科、手术室等科室及社区患者的护理中。主要表现在Watson关怀理论十大关怀要素的独立或联合应用上。例如，在建立关怀帮助性关系方面，目前实施的责任制整体护理，就是很好的体现。责任护士每天向所分管的患者介绍自己的姓名，说明当天对患者的护理负责，并且告诉患者有事可随时找自己。责任护士不仅这样说，也这样做，使患者得到全时段负责任的护理，因而受到患者的欢迎和好评；又如，关怀要素指出，要注意倾听患者积极与消极情绪的表达。据此，苏州大学第一附属医院在多个病房开展护士与患者"预约聆听"心理沟通项目，通过聆听取得患者的充分信任和支持，及时有效地发现患者潜在的生理、心理、社会、文化等方面的问题，取得了较为理想的效果。Watson关怀理论应用有助于与患者或家属建立帮助-信任的关怀，取得患者或家属的理解与认可，进而改善患者就医体验，提高护理服务满意度。还有学者设计了护理人文关怀疗愈模式，该模式结合Jean Watson理论的十大关怀要素，应用于特殊患者或群体，如独居、空巢等老年人群体，通过关怀性访谈、关怀性感知、关怀性触摸来评价人文需求，提高他们自我疗愈的能力，达到身体、心理、心灵和谐的最高境界。

（二）在护理教育中的应用

1.国内外课程设置的框架或关怀课程的基础

（1）国外人文关怀课程的基础在护理教育领域，最早被用在学校课程是Jean Watson任教的科罗拉多大学护理系。早期的研究生的人文关怀课程由科罗拉多大学在20世纪八九十年代制定并实施。以"四个核心"展开：以人文课程为学术核心；以关怀和临床护理科学为核心；以关怀和专业照护为临床核心；关怀的跨学科核心。1989年Watson与美国护理学家Bevis设立人文关怀课程，包括前瞻性理解护理、展现艺术魅力的实践能力、全球发展意识、充满乐趣的课堂讨论、学生课后思想交流等。2000年两位学者再次进行完善，提出包括教学程序人性化、师生关系平等化及个性化、有创造性的学习等，掀起护理教育课程改革的热潮。2007年，美国学者Stizman创立关怀课程，以人性关怀理论为基础在犹他州韦伯州立大学制定和实施大学关怀课程。内容围绕对自己、他人、同事、护理领导、社区及世界、周围环境以及在网络交互过程中表达关怀。在课程最后安排人文关怀实践，要求学生自创并完成一个专业的关怀活动，进行讨论并分享关怀经验与体会。

（2）我国护理人文关怀课程的基础：关怀理论的学习是内化关怀的一种途径，国内也在逐步完善护理人文关怀的教育。四川大学华西护理学院以Watson的理论为框架，在本科阶段融入了关怀的伦理学知识，开展了"关怀与照顾"课程，其课程包括：护理关怀的概述、关怀的伦理学基础、护理人际关怀理论、关爱者的素质与关爱技巧、对特殊人群的关爱、关爱"关爱者"。台湾学者Lee-Hsieh等以Jean Watson的理论框架为指导，在台湾辅英科技大学五年一贯制大专中开发了系列关怀课程，于第一年、第三年、第五年的最后一个学期开设关怀导论、关怀概念应用、关怀实践等课程，分别从关怀意义和关怀技巧两个方面开展教育。

2.护理人员在职培训中的应用

有医院针对不同类别人员设置培训课程，以关怀理论为基础，全方位进行培训。如华中科技大学同济医学院附属协和医院设置了工作一年以上护士人文关怀培训课程，包括人文关怀理论的讲授、参与关怀查房、关怀故事分享、撰写反思性关怀短文及关怀故事分享等。美国LEVIS University附属医院护理教学工作者采用研讨会形式，设置相关的研讨议题，对护士关怀能力进行培训。研究结果表明，接受过培训的人其关怀能力得到提升，患者对护理服务的满意度也得到提高。

（三）在护理管理中的应用

Watson人文关怀理论多年来在世界各国得到广泛认可和应用。例如，美国加利福尼亚大学洛杉矶分校（University of California，Los Angeles，简称为UCLA）医疗系统在20世纪70年代末，受Watson提出的要从照护者和被照护者双重角度来看待护理观点的启示，制定了关系导向照护模式，要求医务人员主动与服务对象建立关怀性、帮助性的关系，并提供负责任的护理（关怀）。该医院从病房第一线人员到董事会高层都一致投入，所有人都按照这一模式，关怀自己、团队和患者，最终医疗中心患者对医院服务满意度从35%提高到95%；华中科技大学同济医学院附属协和医院护理部以Watson人文关怀理论十大关怀要素为指导设计出符合其医院文化的人文关怀护理模式，通过人文关怀组织管理、病房试点、关怀培训、关怀科研等促进对患者、同行及自我的关怀，达到患者满意或更加满意、护士幸福快乐的目标。该模式的实施有效提高了患者的满意度，展示了护理队伍的仁爱与专业的形象，产生了良好的社会影响。

（四）在护理研究中的应用

国内外学者基于人文关怀科学理论，广泛开展了相关研究，主要涉及以下几个方面，如关怀的本质、临床护理中的关怀、护理人员与患者对关怀行为的评价、关怀能力的评价、关怀效能的评价、组织关怀氛围的评价、患者对关怀的体验、护理人员关怀与患者护理满意度的相关性、护理教育中的关怀等。现有护理人文关怀测评工具及相关文献大多以Watson的人文关怀理论和其十大关怀要素为基础。1986年，美国学者Wolf以其人文关怀理论为指导构建了关怀行为量表（CBI），用于测评护理人文关怀行为。1988年Cronin和Harrison根据其人文关怀理论及十大关怀要素研制了关怀行为评价表（CBA），由心肌梗死患者对护理关怀行为进行评价。1992年Duffy以理论为基础研制关怀评价表（CAT），用于测评护士人文关怀能力。2005年Cosette和Pepin以Watson人文关怀理论为框架编制了护患互动问卷（CNPI），主要测评护士人文关怀行为，并从心理测量学上对关怀性护患反应进行评估。2006年Nelson等学者以Watson理论为基础研制关怀要素问卷（CFS），用于测评关怀行为，以发掘人文关怀特征，从而寻找人文关怀与博爱之间的联系。国内学者黄弋冰2006年根据Watson理论及十大关怀要素为基础，编制了护理专业大学生人文关怀能力评价量表，用于测评护生人文关怀能力。

四、学说的分析与评判

Watson的人文关怀理论推动了世界范围内人文关怀护理的发展，也增强了护理学者对人文关怀理论高度关注。人们在学习、研究与应用Watson人文关怀理论时，不断地总结该理论进行分析与评价。

（一）理论的主要优点

1.理论视角独特

Watson的理论借鉴了其他人文社会学家、哲学家、心理学家的观点，应用应激理论、生长发展理论、沟通理论、教与学的理论、心理学理论、存在主义现象学理论等构建了护理领域独特的人文关怀理论。该理论看待护理的视角非常有别于其他理论，给人耳目一新的感觉。

2.理论的重要性被广泛认可

在传承护理学创始人南丁格尔理论思想的基础上，Watson将护理的本质——人文关怀发扬光大。对护理专业本身而言，理论强化了护理学科的知识基础，Watson强调将关怀实质和特征与临床护理要素相结合，证明人文关怀和临床护理技术一样重要，为护理的发展注入灵魂。在当今特别强调和谐、强调人文关怀，护理专业和学科明确地宣称其关怀服务对象、关怀同仁和自我的使命和核心。那么，护理作为人类健康变革的力量，无疑坚定而温柔地显示了其维护人类尊严、促进人的身心健康、促进和谐社会构建的一种担当和潜力，必将为人类社会做出独特的巨大贡献。

3.理论的实用性较强

该理论经过30多年的发展已成为与实证结果相结合的理论。因此，该理论得以广泛、有效地应用于护理实践。越来越多的证据表明，Watson的关怀理论被作为护理教育、护理评估和治疗性护理干预的理论框架。十大临床关怀过程作为该理论的重要组成部分，也提供了一个框架来指导护士从哪些方面对患者实施关怀。关怀时刻的提出为关怀的落地提供了抓手。Watson关怀理论有助于护理专业成为一种关怀性的职业，其固有的价值观帮助护士反思护理实践，促进护士为患者提供身体、心理、精神全方位的整体护理。该理论鼓励护理人员重视深厚的专业根基和价值观，并将关怀理论的概念应用到护理实践中，从而促进护理人员个人品质和专业技能的提升。

（二）理论的不足之处

（1）由于Watson关怀理论的哲学和本体论的性质，使得该理论涉及的许多概念很难准确定义和测量。另外，该理论是从多个理论（如哲学、心理社会学等知识领域）中吸取精华或相关内容而形成的，如果读者相关知识缺乏，可能在阅读方面存在一定困难。

（2）理论概念之间的逻辑性有待加强。Watson人文关怀科学虽对核心概念进行了阐述，但概念之间的关系并不如其他理论那样紧密。

第三节 帕特里夏·本纳的进阶学说

随着工作经历和专业经验逐渐丰富，护士的理论性知识和实践性知识不断积累，护理能力也逐渐提高。Pacricia Benner（帕特里夏·本纳）结合德莱弗斯技巧获得模式，提出临床护士的护理专业知识与技能的发展过程，即新手、进阶新手、胜任者、精通者、专家五个阶段。

一、学说的来源

Benner结合诠释现象学和德莱弗斯技巧获得模式提出了进阶学说。

（一）诠释现象学

Benner博士的研究思想受法国莫里斯·梅洛庞蒂和德国马丁·海德格尔两位现象诠释学哲学家的思想影响。从诠释现象学的观念来看，认识"现象"的特殊含义就是意识到种种经验的存在"本质"，是一种绕过抽象理论的假定来获取事物本质的方法。经验指人们在与客观事物直接接触的过程中通过感觉器官获得的客观事物的现象与外部联系的认识。依据这一观念，Benner博士指出在护理临床实践中的经验学习观念，认为护理临床实践是经验及理论知识在临床实践情境中迁移与运用的过程。此迁移包括知识、技能、能力的学习，也包括情感、态度、行为方式的学习。学习迁移是认知结构在新条件下的重新建构。护士在一种情境中获得的技能、知识或态度对另一种情境中技能、知识的获得或态度产生影响。通过迁移，各种经验得以沟通，经验结构得以整合。护士需调整原有的经验或对新旧经验加以概括，形成一种能包容新旧经验的更高一级的认知结构，才能适应临床情境的变化。护理实践过程主要是护理经验的生成、转化、表达与运用过程。在护理实践中，护士把学到的显性知识运用于各种不同的实际情境中，结合个人的实际体验，创造出新的隐性知识，成为新生知识的起点。护理知识经过转化、传授和创造，形成动态螺旋上升，护士的专业能力逐渐提高。

（二）德莱弗斯技巧获得模式

美国数学家与系统分析师Stuart Dreyfus和美国哲学家Hubert Dreyfus于1980年提出的德莱弗斯技巧获得模式，认为新学员在学习技能的过程中经历新手、进阶新手、胜任者、精通者和专家五个阶段。从新手到专家的发展过程中，也是学习者从被动接受信息、按步骤执行计划发展到应对变化、利用策略解决问题的成熟过程，学习者在此过程中建构了知识，积累了经验，学习能力也不断增强。

二、学说的基本内容

Benner的进阶学说主要概念阐述如下。

（一）新手

新手没有工作经验，缺乏判断力，不能根据病情变化调整护理方案。需给予具体指导，告知所面临情境的特点以及操作的注意事项。

（二）进阶新手

进阶新手往往是刚毕业的护士，能担任最基本的临床护理工作，认识患者病情的各个方面特点。依据知识与经验分析思考问题，识别异常情况。由于知识与经验不足，不能充分认识事情的重要程度，为了确保患者的安全，需要较年长护士给予指导与帮助，培养识别轻重缓急地处理临床问题的能力。

（三）胜任者

Benner博士认为在相同或相似临床环境中工作两三年的护士为胜任者。能仔细思考与分析问题，依据情况的重要性、急迫性处理问题。能安排具体的护理工作，并对干预措施有信心。需进一步提高临床判断力与组织协调能力。

（四）精通者

精通者能估计可能发生什么情况，具有临床问题分析、判断与决策能力。认识现存问题的特征及重要方面，根据所发生的情况调整工作方案，评价预期结果。需进一步提高处理各种复杂、紧急或突发状况能力。

（五）专家

专家经验丰富，具有很强的临床判断与决策能力和组织协调能力。应对各种情况变化，处理突发状况。若出现新的情况或预期结果没有实现时，会进一步分析情况、探讨原因、调整方案。

三、学说的应用

（一）护士胜任力

Benner博士在1982年指出护士胜任力是在各种变化的临床环境中，护士处理各种临床问题或各类突发或急性临床事件、正确有效地完成护理任务、取得满意结果的能力。每一能级的护士都在帮助患者、诊断和监测护理问题、教导患者及下级护士、管理和监测治疗护理效果等方面表现其能力。

（1）帮助性角色：帮助性角色是指建立治疗性人际关系，尊重与保护患者在面对痛苦和极端崩溃时的人格尊严，最大限度地鼓励患者参与康复与治疗过程，提供舒适照顾；与患者及家属沟通，提供情感和信息支持；依据患者的心理情感与成长发展特点给予帮助；组织协调并建立治疗护理团队等。

（2）教导功能：教导功能是指评估患者的学习成熟度，向患者解释病情及进程变化、帮助患者理解疾病对身体的影响；理解患者对疾病的看法，帮助患者调整生活方式以促进疾病康复。

（3）诊断与监测病情变化：诊断与监测病情变化是指识别重要的病情变化，发现先兆警示征象并及时处理，预见可能出现的问题；考虑患者的需求，评估患者治疗效果和潜在的健康问题等。

（4）有效处理各种突发的变化状况：有效处理各种突发的变化状况是指以娴熟技术参与危及生命的抢救，迅速抓住关键问题，紧急情况下迅速匹配需求与资源，确定并处理患者的危急状况等。

（5）管理与监测治疗干预与方案：管理与监测治疗干预与方案是指降低风险与减少并发症，如：准确安全给药，如监测药理作用、观察患者反应、治疗效果以及药理毒性和不相容性等；降低患者因活动受限导致的后果；训练患者最大限度地活动与康复、预防并发症等；建立伤口护理原则以促进愈合、减轻疼痛等。

（6）监测与确保健康照顾的质量：监测与确保健康照顾的质量是指建立反馈系统以确保安全的医疗与护理服务，评估治疗与护理的效果。

（7）组织协调与角色胜任：组织协调与角色胜任是指协调与满足患者多种需求，关心与尊重患者；设定优先满足的次序，建立与保持治疗团队合作以提供最佳的照顾服务。应对护士紧缺，制定应急计划、避免过度倒班或超时工作；保持团队间的社会支持、保持良好的护理工作态度。

（二）各层次护士能力标准

依据Benner的进阶学说，我国各层次护士能力标准制定如下。

（1）N0新手护士：掌握各项护理规章制度、工作职责与程序；掌握各项基础护理技术操作，照顾病情轻且稳定的患者；须在责任护士指导下完成临床护理工作。

（2）N1进阶新手护士：掌握相关专科的理论知识、护理技术；掌握急危重症患者的抢救配合及护理；胜任本病房临床工作，独立对患者进行入院评估、护理干预、健康教育、出院指导。

（3）N2胜任期护士：熟练掌握专科护理理论与技能、危重症患者抢救知识与技能。综合运用知识为重症或病情较复杂的患者提供护理服务；具备指导低年资护士工作并监督护理质量的素质和能力，承担临床护理教学工作。

（4）N3精通期护士：具有全面的专科理论知识，掌握专科的新技术；有丰富的护理临床实践经验，能迅速准确分析处理病情变化；指导下级护士处理工作中遇到的疑难问题；具备教学、管理及科研能力。

（5）N4专家护士：具有丰富的专业理论知识，在专科或专病领域具有较高业务水平和专长；运用革新的方法对患者进行切实有效的护理；指导临床护士开展相关工作，对专科护理提出改进建议。

每一能级护士经过相应的教育或培训获得相应的资格认证或通过相应能级考核后，才能认可其具备相应的护理能力，开展相应能级的护理工作。处于胜任期、精通期或专家阶段的临床护士指导者有着丰富的工作经验，起着角色榜样作用。他们将实践经验通过语言、图标等表达转化成可传授的知识，通过护理技术操作演示、注意事项讲解、临床突发事件分析与处理经验等方式传授给新手和进阶新手；也可将各种护理经验与理论整合，总结成系统的知识，撰写成论文、专著、教材、实习方案等指导新手和进阶新手；帮助他们理解各种现象，解决现实中的各种问题，使他们不仅能学习护理专业知识和操作技能，而且可以学习应对各种突发情况的思维方式与处理方法。

在护士继续教育方面，进阶学说体现了系统性专业能力培养。新入职护士注重在上级护士指导下完成基本工作、熟悉临床业务、掌握基本护理操作技能的培训。进阶新手护士参与重症患者护理，学习危重症护理的知识与技能。胜任期护士加强突发事件或意外事件处理的培训，如各种急救或突发事件处理、临床问题的分析与讨论。精通期护士加强科研和管理能力培养。鼓励专家护士参与学术交流和经验分享。

进阶学说指导护理管理者合理管理和分配护理人力资源，推行能级进阶分层管理模式。按照护士的不同能级进行定岗、定责、定级、定薪的分层管理模式，更科学、合理地利用护理人力资源。N3护士具有扎实专业知识，在处理各种护理问题能力和护患关系方面也有丰富经验，主要负责危急和重症患者的所有护理工作，及时发现和处理病情变化，提高救治率和降低病死率，同时N3护士指导N2护士的工作。N2护士具有发现问题和解决问题的能力，能独立地开展临床工作。在N2护士的指导与帮助下，N1护士完成具体的护理工作。这样的模式充分发挥了不同能力水平护士的潜能，使护士有更多的时间与患者接触，及早发现病情变化，提供预见性护理，促进护士发挥潜能、提供优质护理服务。研究表明不同能力水平的护士在临床问题管理及突发或紧急事件处理等方面的能力、人际沟通、组织协调、教育与研究等方面均存在明显差异。能级进阶分层管理模式的实施，能满足不同患者、不同疾病及病情的需要，确保护理质量与安全。不仅能提升整体的护理质量，还能鼓励护理人员的不断晋级，促进护士个人专业能力发展。

Benner博士指出能级体系实为一个连续体，不能将各级护士的能力截然分开。护士能力的提升是一个不间断的螺旋式的上升过程，要促进护士的临床护理能力培养，促使他们早日进入精通和专家的阶段。

四、学说的分析与评判

（一）清晰性

进阶学说清楚阐述了各能级护士的特点，对每个基本概念都有清楚的描述，且各个概念间的相关性也有明确阐述。

（二）简单性

依据德莱弗斯技巧获得模式的技能分级，进阶学说指出临床护士的护理专业知识与技能的发展过程，即从新手、进阶新手、胜任者、精通者到专家这5个阶段，随着临床经验逐渐丰富，护士的护理能力也逐渐提高。

（三）普遍性

进阶学说被翻译成多国语言，应用于不同文化的临床实践，适用于各种健康卫生场所。

（四）可达到性（可及性）

进阶学说指出每一能级的护士在帮助患者、诊断和监测护理问题、教导患者及下级护士、管理和监测治疗护理效果等7个方面均有不同的表现。进阶学说是通过现象学质性研究发展的，诠释了临床护理实践，是一种理论假设的形成，而不是理论假设的测量。但是也应用了德莱弗斯技巧获得模式的客观技能分级，这种哲学观念间混淆也受到了其他学者的质疑。

（五）重要性

通过访谈和临床观察，Benner深入分析护士的临床经验与技能熟练程度。进阶学说对架构临床护理实践方案、明确护士的能级、进行护士分层管理与继续教育培训等方面有着非常重要的指导作用。护士通过实践经验、继续教育和动机激励机制从新手发展成专家。

第三章　护理支持下理论

理论是对特定领域内的现象和活动的本质性、规律性的描述。护理理论是指对护理现象系统的、整体的看法，解释、预测和控制护理现象。20世纪40年代，社会科学中许多有影响的理论和学说相继被提出和确立，为护理学的进一步发展奠定了理论基础，这些对护理学发展产生深远影响的基本理论包括一般系统论、需要层次理论、压力与适应理论、成长与发展理论等。

第一节　一般系统论

1937年，美籍奥地利理论生物学家贝塔朗菲第一次提出了"一般系统论"的概念。1968年，他发表了《一般系统论——基础、发展和应用》，为该理论提供了纲领性的理论指导。20世纪60年代以后，一般系统论得到了广泛的发展，其理论与方法已渗透到有关自然和社会的许多科学领域，包括工程、物理、管理及护理等，产生着日益重大而深远的影响。

一、概述

（一）系统的概念

系统一词，来源于古希腊语，是由部分构成整体的意思。今天人们从各种角度研究系统，有关系统的定义多达几十种。一般系统论则试图给出一个能描述各种系统共同特征的一般的系统定义，即系统是由若干相互联系、相互作用的要素所组成的具有特定结构及功能的有机整体。也就是说，系统是由一些要素（子系统）所组成，这些要素间相互联系、相互作用；同时，系统中的每一个要素都有自己独特的结构和功能，但这些要素集合起来构成一个整体系统后，它又具有各孤立要素所不具备的整体功能。

（二）系统理论的发展

系统思想源远流长，但作为一门科学的系统论，人们公认是美籍奥地利理论生物学家贝塔朗菲创立的。他在1932年提出开放系统论，揭示了系统论的思想。1937年进一步提出了一般系统论原理，奠定了这门科学的理论基础。1968年贝塔朗菲发表了专著《一般系统理论——基础、发展和应用》，确立了他在这门科学领域的学术地位，该书被公认为是本学科的代表作。其系统理论认为：目的性、相关性、动态性、层次性、整体性等是所有系统共同的基本特征，这些既是系统所具有的基本思想观点，也是系统方法的基本原则，表现了系统论不仅是反映客观规律的科学理论，而且具有科学方法论的含义，这正是系统论这门科学的特点。

二、一般系统论的内容

（一）系统的分类

1.按人类对系统是否施加影像分类

分为自然系统和人为系统。自然系统指自然形成、客观存在的系统，如人体系统、生态系统；人为系统指为某特定目标而建立的系统，如护理质量管理系统、教育质量评价系统；复合系统为自然系统和人为系统的综合，如医疗系统、教育系统。现实生活中，大多数系统为复合系统。

2.按系统与环境的关系分类

分为开放系统和闭合系统。开放系统指与周围环境不断进行着物质、能量和信息交换的系统，大部分系统都为开放系统；闭合系统指不与周围环境进行物质、能量和信息交换的系统。绝对的闭合系统是不存在的，只有相对的、暂时的闭合系统。

3.按组成系统的内容和要素的性质分类

分为实体系统和概念系统。实体系统指以物质实体构成的系统，如机械系统；概念系统指由非物质实体构成的系统，如信息系统。

4.按系统状态是否随时间推移而变化分类

分为动态系统和静态系统。动态系统指系统的状态会随时间的变化而变化，如生物系统；静态系统指状态不随时间的变化而改变、具有相对稳定性的系统，如一个建筑群。但是，绝对的静态系统是不存在的。

（二）系统的基本特征

1.目的性

每一系统的存在都有其特定目的，系统是按照系统的目的和功能组成的整体。例如，医院系统的目的应是为人民提供医疗保健、防病治病的场所。

2.相关性

系统各要素之间是相互联系、相互制约的，其中任何一要素发生了功能或作用的变化，都要引起其他各要素乃至于整体功能或作用的相应变化。各要素与整体系统间也是相互联系和影响的，各要素的变化都将影响整体功能的发挥。

3.动态性

系统随时间的变化而变化，具体反映在系统的运动、发展与变化过程。例如，系统为了生存与发展，总在不断调整自己的内部结构，并不断与环境进行物质、能量和信息的交换，维持自身的生存和发展。

4.层次性

任何系统都是有层次的。对于一个系统来说，它既是由某些要素（子系统）组成的，同时，它自身又是组成更大系统（超系统）的一个要素（子系统）。例如，学校是各班级的超系统，同时学校又是教育局的子系统。

5.整体性

系统的整体功能大于系统各要素功能之和。因为系统将其要素以一定方式组织起来构成一个整体后，各要素之间相互联系，要素、整体和环境间相互作用，受局部服从整体、部分服从全局以及优化原则支配，整体就产生了孤立要素所不具备的特定功能。

（三）系统的结构与功能

结构指系统内部各组成要素在空间或时间方面的有机联系与相互作用的方式与顺序，反映系统内在构成；功能是指系统与外部环境相互联系和作用过程的秩序和能力，反映系统的外在行为。

（1）系统的结构与功能是辩证统一的，一般来说结构不同，功能就不同，例如，人体癌细胞在结构上发生变异，其功能就与正常细胞不同。但结构相同，也可能表现出不同的功能，这种情况与外部条件有关。

（2）结构与功能的界限是相对的，可变的结构作为内在根据决定系统的功能，但功能又会反过来作用于结构，能动地改变结构。

（3）任何系统的功能都可概括为"对环境做出反应"，系统通过输入、转换、输出与反馈来实现系统这一功能，保持与环境的协调和平衡并维持自身系统的稳定。

系统通过对输入的自我调节，保持其平衡与稳定状态，物质、能量、信息通过系统的转换变为人们所需要的输出，并不断对周围的环境产生影响。

三、一般系统论与护理

（一）用系统的观点看待人

1.人是一个自然、开放、动态的系统

护理的对象是人，人是一个整体，是一个自然、开放的系统，由生理、心理、社会、精神、文化等组成。人生命活动的基本目标是维持人体内、外环境的协调与平衡。这种协调与平衡既依赖于体内各要素结构和功能的正常及相互关系的协调，又依赖于自身对外环境变化的适应性调整。

2.人是具有主观能动性的系统

一方面机体存在自然的免疫监控机制，另一方面思想意识上的主动性，使人对自身健康活动具有选择、调节、维护的能力。

（二）用系统的观点看待护理

1.护理是一个具有复杂结构的系统

护理系统包括医院临床护理、护理管理、护理教育、护理科研等一系列相互关联、相互作用的子系统。各子系统内部又有若干层次的子系统，它们之间关系错综复杂，功能相互影响。要发挥护理系统的最大效益，必须具有全局观念，运用系统的方法，不断优化系统的结构，调整各部分的关系，使其协调发展，高效运行。

2.护理是一个开放系统

护理系统是社会的组成部分，是国家医疗卫生系统的重要组成部分。护理系统从外部输入新的信息、人员、技术、设备，并与现代社会政治、经济、科技，特别是医疗等系统相互影响、相互制约。在开展护理工作时，要考虑护理系统和医疗系统与社会大系统的相互适应，通过不断调整与控制，保持护理系统与外部环境的协调，以求得自身的稳定与发展。

3.护理系统是一个动态的系统

科学技术的发展，社会对护理需求的不断变化，必然对护理的组织形式、工作方法、思维方式提出变革的要求。护理系统要适应变化，主动发展，就必须深入研究护理系统内部发展机制和运行规律，要善于学习，勤于思考，勇于创造。

4.护理系统是一个具有决策与反馈功能的系统

在护理系统中，护士和患者是构成系统的基本要素，而护士又在基本要素中起支配、调控作用。患者的康复依赖于护士在全面收集资料，正确分析基础上的科学决策和及时评价与反馈，为患者提供连续的、整体的护理。

第二节　需要层次理论

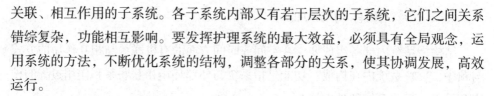

需要是维持人类生存与发展的基本条件，需要与人的活动密切相关，是个人心理活动与行为活动的基本动力，每个人的活动都是直接或间接、自觉或不自觉地为了满足某种需要。护理的过程应是满足人的健康需要的过程。

一、概述

（一）需要的概念

需要是主体对自身生存和发展的一切条件的依赖、指向和需求。需要是个体活动的基本动力，是个体行为动力的重要源泉，人的各种活动或行为都是在需要的推动下进行的。人是生物实体，又是社会成员，为了自身与社会的生存与发展，必然产生一定基本的需求，如食物、睡眠、情爱、交往等，这些需求是人类所共有的，若缺乏可导致机体失去平衡而产生疾病。为了维持生命和保持健康，所有人都必须满足其基本需要。

（二）需要的特征

1.需要的对象性

人的任何需要都是指向一定对象的。这种对象既可以是物质性的，也可以是精神性的，如空气、食物、自尊、追求等。无论是对物质的需要还是精神的需要，都必须有一定的外部物质条件才能获得满足。正是这种或那种需要，推动着个体在各个方面进行积极的活动。

2.需要的发展性

需要是个体生存发展的必要条件。个体在发展的不同阶段，有不同的优势需要。例如，婴儿期的优势需要是生理需要，而老年期的优势需要是受尊重。

3.需要的无限性

需要并不会因暂时的满足而终止。当一些需要满足后，又会产生新的需要，而新的需要又推动人们去从事新的满足需要的活动。正是在不断产生与满足需要的活动过程中，个体获得了自身的成长与发展，并推动了社会的发展。

4.需要的独特性

每个人的需要不完全相同，这就形成了需要的独特性。它是个体的遗传因素、环境因素所决定的。护士应细心观察患者独特的需要，及时合理地给予满足。

5.需要的历史制约性

人有各种各样的需要，但需要的产生与满足要受到人所处的环境条件与社会发展水平的制约。因此，个体应根据主、客观条件，有意识地调节自己的需要，

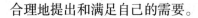

合理地提出和满足自己的需要。

二、需要层次理论的内容

自20世纪50年代以来，许多心理学家、哲学家和护理学家从不同角度对需要进行了研究，提出了不同的需要理论。其中尤以美国著名心理学家马斯洛所提出的需要层次理论最为著名，并在许多领域得到了广泛应用。

（一）人类基本需要层次

1.生理的需要

人类生存的最基本需要，包括空气、水、食物、睡眠、排泄、休息等。生理需要是优先产生并有限度的。当生理需要满足时，它就不再成为个体行为的动力，个体会产生更高层次的需要。反之，一个人被生理需要控制时，其他需要会被推到次要地位。生理需要又称最低层次的需要。

2.安全的需要

安全感、避免危险、生活稳定、有保障。安全需要普遍存在于各个年龄，尤以婴儿期更易察觉。

3.爱和归属的需要

个体对家庭、友伴的需要，对得到组织、团体认同的需要，希望得到他人的爱和给予他人爱的需要。表明人渴望亲密的感情，若这一需要得不到满足，人便会感觉孤独、空虚。

4.尊重的需要

个体对自己的尊严和价值的追求。尊重的需要可分为自尊、他尊和权力欲三类，包括自我尊重、自我评价及尊重别人。尊重的需要很少能够得到完全的满足，但基本上的满足就可产生推动力。尊重需要得不到满足，人便会产生自卑、软弱、无能等感觉。

5.自我实现的需要

一个人要充分发挥自己的才能与潜力的要求，使个人的能力发挥达到极限，力求实现自己的理想和抱负的需要。

需要层次常指以上五个需要层次。马斯洛后来在第四、第五层次之间补充了另外两个层次的需要，即认知需要与审美需要。认知需要指个体寻求知识，认识、理解未知事物的需要；审美需要指个体对美的物质、现象的追求，对行为完美的需要。

（二）需要层次之间的关系

马斯洛认为人类需要的一般规律包括如下几点。

（1）需要的满足有层次性，低层次的需要优先满足，一般情况下，生理需要是最重要的，只有它得到满足之后，人才得以生存，然后才考虑其他的需要。

（2）各种需要满足的时间不同，有些需要需立即和持续予以满足（如空气），而有些需要（如食物、睡眠）可以暂缓，但它们最终是需要得到满足的。

（3）人的行为是由优势需要决定的，同一时期内，个体可以存在多种需要，但只有一种需要即优势需要占主导地位，此一时间段的个体的行为都是为了满足该优势需要。随着优势需要的变化，人的行为也发生改变。

（4）各层次的需要相互依赖、彼此重叠，较高层次的需要并不是在较低层次的需要满足后才出现的，而是随着前一层次的需要的不断满足，后一层次的需要就会逐渐出现，而较低层次的需要满足后并未消失，而是对个体的影响力降低，表现为需要之间的重叠。

（5）各层次需要间的层次顺序并非固定不变，不同的人，在不同的条件下层次顺序会有所不同，最明显、最强烈的需要应首先得到满足。不同层次需要的发展与个体年龄增长相适应，也与社会的经济与文化教育程度有关。高级需要的满足比低级需要满足的愿望更强烈，同时，高级需要的满足比低级需要的满足要求有更多的前提条件和外部条件。

（6）随着需要层次的向上移动，各种需要的意义是因人而异的，它是受个人愿望、社会文化影响，受个人身心发展所决定的。有时也受环境或情景的影响，例如，SARS流行期间乘飞机旅行时，安全的需要占突出地位。

（7）人的需要满足程度与健康成正比。在其他因素不变的情况下，任何需要的真正满足都有助于健康发展。

三、需要层次理论与护理

在护理实践中应用人类基本需要层次理论指导护理工作，有助于护士识别服务对象未满足的需要，找出护理问题；根据基本需要层次论的一般规律，充分理

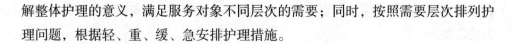

解整体护理的意义，满足服务对象不同层次的需要；同时，按照需要层次排列护理问题，根据轻、重、缓、急安排护理措施。

（一）基本需要对护理的意义

1.识别患者未满足的需要

护士可按照基本需要理论的不同层次，从整体的角度，系统地收集资料，评估患者各个层次未能满足的需要，发现护理问题。

2.领悟和理解患者的行为和情感

需要理论可以帮助护士领悟和理解患者的异常行为。例如，化疗导致脱发的患者即使在夏天也要戴上假发或饰巾，是因为自尊的需要。

3.判断患者的优势需要

按照基本需要的层次，有助于护士识别护理问题的轻重缓急，判定患者的优势需要，以此为依据制订护理计划。

4.预测患者即将出现的需要

针对患者可能出现的问题，积极采取预防措施。例如，患者刚入院时应主动及时向其介绍医院的制度、环境、负责治疗的医护人员等，以满足患者住院时安全的需要。

（二）患者未能满足的需要

1.生理的需要

疾病常导致患者生理的需要无法得到满足，护士应全面评估患者尚未满足的生理的需要：

（1）氧气：因呼吸道阻塞导致的缺氧、呼吸困难等。

（2）水：脱水、水肿、电解质紊乱、酸碱失衡等。

（3）营养：肥胖、消瘦、各种营养素缺乏，不同疾病（如糖尿病、肾脏疾病）的特殊饮食需要。

（4）体温：过高、过低或失调。

（5）排泄：便秘、腹泻、大小便失禁、胃肠手术后的调整。

（6）休息和睡眠：疲劳、各种睡眠型态紊乱。

（7）避免疼痛：各种急、慢性疼痛。

2.安全的需要

患病时的安全感会降低，包括担心自己的健康没有保障；寂寞和无助感；怕被人遗忘和得不到良好的治疗和护理；易对各种检查和治疗产生恐惧和疑虑；对医护人员的技术不信任；担心经济负担等。因而安全的需要可包括如下两点：

（1）避免身体受伤害，应注意防止发生意外。

（2）避免造成患者心理上的威胁。

3.爱和归属的需要

患病时，无助感强，此需要往往显得更强烈，患者希望得到亲人、朋友和周围人的亲切关怀、理解和支持。

4.尊重的需要

患病会影响自尊需要的满足。

（1）缺乏自信，患者会觉得因生病失去自身价值或成为他人的负担，出现依赖、缺乏信心、无法胜任等行为。

（2）隐私的暴露，进行体检时暴露躯体，或因病不得不接受一些侵犯隐私的处置措施。

5.自我实现的需要

个体最高层次的需要，自我实现需要的产生和满足程度因人而异。

（1）患病常能影响各种能力的发挥，尤其是有重要能力丧失时，如偏瘫、失明等。

（2）疾病导致才智的运用和发展受阻，因疾病暂时或长期失去某些能力，不得不离开自己的学习、工作岗位，使其人才目标不能实现。

（三）帮助患者满足需要

根据需要的作用，护士在护理患者时，一方面应满足患者的基本需要；另一方面，更应激发患者依靠自己的力量恢复健康。只有当患者意识到自己有力量摆脱病痛，获得康复时，方会积极参与护理活动，与医护人员良好合作。在这种需要的满足过程中，个体的自护能力便得到了发展。护士在通过评估明确患者存在的未能满足的需要后，应根据患者的具体情况制订相应的护理计划，选择合适的护理措施，帮助患者满足基本需要，解决健康问题。满足患者需要的方式有如下几种。

1.直接帮助

对完全没有能力满足自己需要的患者，如意识不清的患者，护士提供直接的帮助，全面帮助其满足生理和心理的需要。

2.间接帮助

对于部分能自行满足基本需要的患者，护士应鼓励患者自己完成力所能及的活动，帮助他们发挥最大潜能以满足需要，最终达到独立状态。例如，骨折患者，应鼓励患者进行肢体功能锻炼，以逐步恢复满足基本需要的能力。

3.支持教育

对于有能力满足自己基本需要的患者，通过健康教育、咨询、指导等方法和消除可能影响基本需要满足的障碍因素，预防潜在健康问题的发生。

第三节　压力与适应理论

人生活在纷繁复杂、竞争激烈的现代社会，都会历经各种各样的压力，不同的个体会采用不同的适应方式。学习压力与适应理论可以使护士进一步认识压力并积极应对生活、学习和工作中的压力，能够全面评估自身及服务对象的压力，采取恰当的减压措施，促进身心健康。

一、概述

（一）压力的概念

压力又称应激，是一个复杂的概念，不同的学科对压力研究的侧重点不同，对压力有不同的解释及看法。"压力学之父"汉斯·塞利从生理学角度认为，压力是环境中的刺激所引起的人体的一种非特异性反应。心理学家Lazarus则认为，压力是人与环境交互作用出现的一种结果。目前普遍认为，压力是个体对作用于自身的内外环境刺激做出认知评价后，引起的一系列生理及心理紧张性反应状态的过程。

压力源指任何能使人体产生压力反应的内外环境的刺激。常见的压力源有以下几类：

1.生理性压力源

如饥饿、疲劳、疼痛、疾病等。

2.心理性压力源

如焦虑、恐惧、生气、挫折、不祥的预感等。

3.生物性压力源

如细菌、病毒、寄生虫等。

4.物理性压力源

如高温、强光线、噪声等。

5.化学性压力源

如空气、水污染、药物毒副作用等。

6.社会文化性压力源

包括孤独、人际关系紧张、学习成绩不理想、工作表现欠佳等，例如，人从一个熟悉的文化环境到另一个陌生的文化环境而出现的紧张、焦虑等不适应的反应。

（二）适应的概念

适应是指生物体以各种方式调整自己以适应环境的一种生存能力及过程。适应是应对的最终目的。个体在遇到任何压力源时，都会试图去适应它，若适应成功，身心平衡得以维持和恢复；若适应失败，就会导致患病。

二、压力与适应理论的内容

（一）压力与适应理论

加拿大生理心理学家汉斯·塞利于20世纪四五十年代对压力进行了广泛的研究，并著成了其理论代表作《压力》，阐明了其理论的核心内容。汉斯·塞利认为，压力是机体应对环境刺激而产生的一种紧张性、非特异性反应。此种反应涉及身体的各个系统，主要是神经及内分泌系统，这种反应称为全身适应综合征（general adaptation syndrome，GAS），它是按照一定的阶段性过程进行的，而适应的程度则与人的应对能力及压力源的强度及持续时间有关。机体储存的适应能量是有一定限度的，如果能量被耗竭，机体缺乏适应压力的能力，最终的结果则是导致死亡。

汉斯·塞利主要从生理角度描述了人体对压力的反应，他认为压力的生理反应包括全身适应综合征和局部适应综合征（LAS）。GAS是机体面临长期不断的压力而产生的一些共同的症状和体征，如全身不适、体重下降、疲乏、倦怠、疼痛、失眠、肠胃功能紊乱等。这些症状是通过神经内分泌途径产生的。LAS是机体应对局部压力源而产生的局部反应，如身体局部炎症而出现的红、肿、热、痛与功能障碍。

汉斯·塞利认为GAS和LAS的反应过程分为3个阶段，分别为警告期、抵抗期和衰竭期。

1.警告期

机体在压力源的刺激下，出现一系列以交感神经兴奋为主的改变，主要表现为血糖、血压升高、心跳加快、肌肉紧张度增加。这种复杂的生理反应的目的就是动用机体足够的能量以克服压力。

2.抵抗期

若压力源持续存在，所有警告期反应的特征已消失，但机体的抵抗力处于高于正常水平的状态，使机体与压力源形成对峙，对峙的结果有两种：一是机体成功抵御了压力，内环境重建稳定；二是压力持续存在，进入衰竭期。

3.衰竭期

由于压力源过强、过长时间侵袭机体，使机体的适应性资源被耗尽，故个体已没有能量来抵御压力源，这样不良的生理反应可能会不断出现，最终导致个体抵抗力下降、衰竭、死亡。

压力是维持正常生理和心理功能的必要条件，适当的压力有助于提高机体的适应能力；长期压力作用对健康产生消极作用，如削弱心理健康、影响社会功能、引起身心疾病等。汉斯·塞利认为，"适应"在疾病中起着相当重要的作用，适应不良就能引起疾病。适应不良包含两种情形，防卫不足与防卫过度。防卫不足可引起严重感染或溃疡等，而防卫过度可致过敏、关节炎、哮喘等。

（二）压力的防卫

人们有自然防卫能力，还可通过学习建立一些新的应对技能，来主动处理压力情况。下列防卫模式有助于人们避免严重压力反应。

1.对抗压力源的第一线防卫——身心防卫

身心防卫包括生理防卫和心理防卫两个部分。

（1）生理防卫包括遗传素质、一般身体状况、营养状态、免疫功能等。如：完整的皮肤可以防止体内水分、电解质和其他物质的丢失；健全的免疫系统可以抵御病毒和细菌的侵袭。

（2）心理防卫指心理上对压力做出适当反应的过程。人们常在潜意识的状态下运用一种或多种心理防卫机制，以解除情绪冲突、避免焦虑和解决问题。例如，当个体听说自己身患癌症时，可能予以否认。这些带有自我欺骗倾向的心理防卫，如果运用得当，则有益于心理成长与发展，如果过度运用或运用不当，将导致不良后果。心理上的防卫能力取决于个体过去的经验、教育程度、生活方式、社会支持、经济状况、出现焦虑的倾向及性格特征等。

2.对抗压力源的第二线防卫——自力救助

当一个人处于压力源较强，而第一线防卫较弱时，会出现一些身心应激反应，如反应严重，就必须进行自力救助，以减少疾病的发生。自力救助的主要内容如下。

（1）正确对待问题：首先进行自我评估弄清问题来源，然后采取相应的办法，设法改变情景，若不可能改变压力源，至少可以改变自己的感受和反应。例如，考试临近、学习压力太大，可以安排一定时间放松。总之，要尽早找出压力源，并及时处理，不要否认问题的存在而任其滋长，这对身心健康是很重要的。

（2）正确对待情感：当人们遭受压力后，可表现出焦虑、沮丧、生气或其他情绪。应对这些情感的方法也是自我评估，尤其要注意发现这些情感是在什么情况下出现的，有哪些伴随的生理反应，如胃痛、心悸、哭泣、失眠等。当明确了所感受的情感及伴随的生理反应后，重要的是承认它，并回想过去经历过的应对方法，如与朋友交谈或适当运用心理防卫机制等来处理好自己的情绪。

（3）利用可能得到的支持：当一个人经受压力时，一个强有力的社会支持网可以帮助其渡过难关。一般而言，社会支持网中的重要成员可以是父母、配偶、子女和好友等，也可向有关的专业机构寻求支持。

（4）减少压力的生理诱因：良好的身体状况是人们抵抗压力源的侵犯、减少不良反应的基础。因此，应增强人们的保健意识，如注意改善营养状况、控制和减少吸烟和酗酒等，以加强第一线防卫。此外，传统的气功疗法、松弛锻炼及一些娱乐活动（如听音乐、读书、公园散步等）也是帮助人们解脱压力的实用方法。

3.对抗压力源的第三线防卫——专业辅助

个人面对强度过大的压力，通过上述方法不能减轻压力造成的影响时，容易罹患身心疾病。因此必须及时寻求医护人员帮助，由医护人员提供有针对性的治疗和护理，如药物治疗、手术治疗、物理疗法、心理治疗等，并给予必要的健康咨询和教育来提高患者的应对能力，以利于身心康复。若个体不能及时获得恰当的专业帮助，则会使病情加重或演变成慢性疾病，如高血压、胃溃疡等。而这些疾病又可以成为新的压力源，加重患者的负担，并进一步影响其身心健康。

（三）压力的适应

人类的适应较其他生物更复杂，所涉及的范围更广，包括生理的、心理的、社会文化的和技术的适应。适应的具体层次如下。

1.生理适应

通过体内生理功能的调整，适应外界环境的变化对机体需求的增加。有代偿性的适应，如进行长跑锻炼，开始会感到肌肉酸痛、心跳加快，但坚持一段时间后，这些感觉就会逐渐消失。这是因为体内器官的功能慢慢地增强，适应了跑步对身体所增加的需求。另外，适应有时可表现为感觉灵敏度的降低，这是由于固定刺激或持续反应而引起的。还有感觉的适应，如"入芝兰之室，久而不闻其香"正是此适应的表现。

2.心理适应

当人们经受心理压力时，通过调整自己的态度、情绪去认识情况和处理问题，以恢复心理上的平衡。一般可运用心理防卫机制或学习新的行为（如松弛术）来应对压力源。

3.社会文化适应

社会适应是指调节个人的行为，以适应社会的法规、习俗及道德观念的要求；文化适应则指调节自己的行为，使其符合特殊文化环境的要求。"入乡随俗"就是一种社会文化适应。

4.技术适应

人们在使用文化遗产的基础上创造新的科学工艺和技术，以改变周围环境，控制自然环境中的压力源。如现代网络技术的应用，人们必须学会适应。

三、压力与适应理论在护理中的应用

压力可成为众多疾病的原因或诱因，疾病又可成为机体新的压力源；学习压力与适应理论可以帮助护士识别患者压力，进而缓解和解除患者压力；同时，还可帮助护士认识自身压力并减轻工作中的压力刺激。

（一）住院患者常见压力源

1.陌生的环境

患者对周围环境不熟悉，对饮食不习惯，对作息制度不适应，对负责的医生、护士不了解等。

2.疾病的威胁

患者感受到严重疾病的威胁，如想到可能得了难治或不治之症，或即将手术、可能致残等。

3.与外界的隔离

患者与家庭分离或与他人隔离，不能与亲友谈心，与病友无共同语言，感到自己不受医护人员的重视等。

4.信息的缺乏

患者对自己所患疾病的诊断、治疗及护理不清楚，对医护人员说的一些医学词汇听不懂，自己提出的问题得不到答复等。

5.自尊的丧失

患者因疾病而丧失自理能力，进食、如厕、洗浴、穿衣等都需要别人协助，且须卧床休息，不能按自己意志行事等。

6.医护人员的影响

如：护士缺乏观察能力和熟练技术，对病情变化未能及时发现和及时处理；护理工作中对环境的安排不够妥当，如不够安静、光线过强、温度不适宜

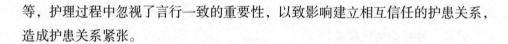

等，护理过程中忽视了言行一致的重要性，以致影响建立相互信任的护患关系，造成护患关系紧张。

（二）协助患者适应压力的护理方法

1.心理疏导及自我心理保健训练

鼓励患者通过各种方式宣泄内心的感受及痛苦，如用语言、书信、活动等形式宣泄心理压力；与他人讨论有关感受以释放其心理压力；对患者进行自我心理保健的训练，如用语言暗示法、活动转移法等来减少自己的消极情绪。

2.调动患者的各种社会支持系统

护士应帮助患者应用可能得到的社会支持系统，以取得如下效果：

（1）提供信息及指导，帮助患者解决问题。

（2）提供心理支持，使患者感到温暖，以保持患者的自尊心和价值感。

（3）提供物质支持，以有形的形式帮助患者。

（4）提供反馈，使患者更加明确所面临的处境。

3.指导患者进行放松训练

对已经感受到较大压力的患者进行放松训练，如深呼吸训练、固定视物深呼吸训练、听音乐或听患者自己喜欢的自然声音、渐进性肌肉放松训练、引导想象放松训练、言语暗示放松训练等。

第四节　成长与发展理论

由于护理服务贯穿于人出生到死亡的各个生命阶段，因此，护士必须对人的生命全过程的生长与发展特点有所了解，才能主动地观察和判断服务对象的健康状况。成长与发展理论主要研究人生命整个过程中个体身心变化与年龄之间的关系，学习该理论可以帮助护士掌握不同年龄阶段患者的心理特点、行为特征及基本需要，从而为患者提供全方位的护理服务。

一、成长与发展理论相关概念与特征

（一）概念

1.成长

又称生长，指由于细胞增殖而产生的生理方面的改变，表现为各器官、系统体积和形态的改变，是量的变化，可用量化的指标来测量，如身高、体重等。

2.发展

又称发育，指生命中有顺序的可预测的功能改变，是个体随着年龄的增长以及与环境间互动而产生的身心变化过程，主要表现为细胞、组织、器官功能的成熟和机体能力的成熟。

3.成熟

个体生理上的成长与心理、智能发展充分发挥的过程，是成长与发展的结果。狭义的成熟是指生理上的生长发育，广义的成熟还包括心理社会的发展。

（二）特征

1.生长与发展是一个持续的过程

成长与发展处于不断进行的过程中，持续于人的整个生命周期，具有顺序性、规律性，遵循由低级到高级、简单到复杂的发展规律。

2.成长与发展的过程具有阶段性

每个发展阶段都具有各自的特性和发展任务，每个个体只有在完成或基本完成一个阶段的发展任务后，才能进入下一阶段。

3.成长和发展有个体的差异性

每个个体的发展阶段都是按照自己独特的方式和速度进行的，与遗传和环境的影响密切相关。

4.成长和发展需要时间和经验的积累

发展是个体通过不断的学习、积累经验而逐步成熟才获得的，不可能一蹴而就。

二、成长与发展理论的内容

（一）成长与发展理论的基本内容

成长与发展是一个整体的概念，对个体成长与发展的了解和评估主要考虑如下几方面内容。

1.生理方面

主要包括身体的成长、发育和功能的成熟、发展，如器官体积的增大和功能的完善。

2.认知方面

主要指与大脑的成长、发育和功能的发展，包括感觉、知觉、注意、记忆、思维、语言等。

3.精神方面

人体在成长发展过程中产生的生命意义及对生存价值的认识。

4.情感方面

人体在对客观事物认识过程中判断是否能满足需要而产生的喜、怒、哀、乐、悲、恐、惊等多种体验和发展。

5.道德方面

主要指个体的道德认识、道德情感、道德意志、道德行为等方面的发展。

6.社会方面

个体在与外界其他个体的交往过程中有关的社会态度和社会角色的形成、社会规范的确立等。

（二）成长与发展的规律

人的成长和发展过程非常复杂，受诸多因素的影响，但仍然遵循一定的规律。

1.预测性和顺序性

成长发展具有一定的规律，以一定的顺序、可预测的方式进行，这种顺序不可逾越和不可逆转。一般遵循由下而上、由远至近、由粗到细、由低级到高级、由简单到复杂的顺序或规律。例如，头在胎儿期和婴儿期发育最快，以后生长不多，所以婴幼儿头大、身体小、四肢短，以后四肢的增长速度快于躯干，逐渐变得头小、躯干粗、四肢长。

2.连续性和阶段性

成长与发展在人体的整个生命阶段不断进行，是一个连续的过程，但发育是分阶段的。每个个体都要经过相同的发展阶段，每个发展阶段都各具有一定的特点，与一定的年龄相对应，占优势的特征是该阶段的本质特征，也包含前一阶段的特征，并为后一阶段打下基础。发展的阶段不能跨越也不能逆转。例如，只有生殖器官发育到一定的阶段才能进入青春期，青春期是个体由儿童向成年人过渡的时期，不可跨越也不能逆转。

3.不平衡性

在人的体格生长方面，各器官系统的发育快慢不同、各有先后，具有非直线非等速的特征。例如，神经系统发育最早，生殖系统先慢后快，至青春期才迅速发育。

4.人体差异性

成长发育受多种因素影响。由于每个人的遗传、生活环境不同，其在生理、心理、社会各方面的成长和发展都会具有个性特征。

5.关键期

人体在成长发展过程中，有一些行为的获得、发展最快的特定时期。在这个时期受到不良因素影响则很容易造成缺陷。如果错过了关键期，将会对以后的成长发展带来难以弥补的影响。

（三）影响成长与发展的因素

遗传和环境是影响成长发展的两个最基本因素。遗传决定成长发育的潜力，这种潜力又受到环境因素的作用和调节，两个方面共同作用决定了人体成长发展的水平。

1.遗传因素

基因是人类成长与发展的重要因素之一。基因决定了人体发展过程中身体的可能范围，控制着身体的生物特性。人体的成长发展受到父母双方遗传因素的影响，表现为身高、体形、肤色及面部特征等生物学特征，同时也表现为性格、气质和智力等心理社会特征。

2.环境因素

环境是影响人类成长发展的另一重要因素，决定发展的速度及最终达到的程度，主要包括如下几点。

（1）孕母状况：胎儿在子宫内发育受孕母年龄、营养、健康状态、情绪和生活环境各种因素的影响。

（2）营养：充足合理的营养是生长发育的物质基础，是人体健康成长发展的重要保证。长期营养不良或营养过剩都会影响人体的成长发展。

（3）家庭：家庭环境对人体的成长发展起着重要的作用，如家庭的居住环境、卫生习惯、教养方式、家庭气氛、父母的角色榜样、受教育的机会、有效的健康保健措施及家庭成员的生活方式等，都会对人体的成长发展产生深远的影响。

（4）学校：学校是个体接受教育的场所，学校通过有计划地、系统地传授知识，提供个体将来立足社会所必需的知识、技能与社会规范。因此，个体进入学龄期后，学校就是成长与社会化的重要场所。

（5）社会：不同的社会文化环境对人在各个发展阶段所需要完成的任务有所不同，因此，不同文化背景下的教育方式、生活习俗、宗教信仰及社会事件等，都对人的成长发展有不同的影响。

3.个体因素

个体因素在人的成长发展过程中具有主观能动性的作用，但受到遗传和环境因素的制约。

（1）健康状况：个体的健康状况不仅影响个体的体格发育，而且会不同程度地影响个体的心智发育，尤其在发展的关键期，疾病、药物等均可影响儿童的成长发展。

（2）自我因素：人的自我意识的形成一般在2岁左右，而其独立的行为也在这时开始出现，使个体有能力去选择自己的生活方式，从而不同程度地影响个体的成长发展。

（3）其他因素：如个体内环境、动机及学习过程等也会影响个体的成长发展。

（四）不同成长发展阶段的特点

1.胎儿期

从卵细胞和精子结合到新生儿出生的时期，约40周。此期生长发育迅速，胎儿营养完全依赖母体，孕妇的健康、营养、情绪、疾病等对胎儿的生长发育有着直接影响。

2.新生儿期

从胎儿娩出到满28天这段时间。此期小儿脱离母体开始独立生活，身体内外环境发生巨大变化，而机体的生理调节和适应能力还不够成熟，易出现体温调节方面的异常，也容易发生溶血、感染、硬肿等各种疾病，不仅发病率高且死亡率也高。

3.婴儿期

自出生29天到1周岁为婴儿期。此期是小儿生长发育最迅速的时期，所以需要摄入高热量和营养丰富的食物，尤其是蛋白质的摄入，若得不到满足，容易引起营养缺乏。但此期小儿的消化吸收功能尚不完善，容易发生消化不良与营养紊乱。

4.幼儿期

1周岁到满3周岁为幼儿期。此期小儿智能发育增快，语言、思维和待人接物能力增强，能用语言表达自己的感情，心理上的需求逐渐超过生理需求，自主性增强，常用"不"表示反抗，以"哭"引起人们的注意，称为"第一反抗期"。此期小儿识别危险的能力不足，应该注意防范创伤和中毒等意外。

5.学龄前期

3周岁至7周岁为学龄前期。此期小儿体格发育速度减慢，而智能发育逐渐完善，求知欲和模仿欲强，容易受环境的影响，具有高度的可逆性，因此，应从小培养良好的道德品质和行为习惯。

6.学龄期

7周岁至青春期为学龄期。此期小儿体格发育稳步增长，除生殖系统外，其他器官都已经发育成熟，依赖性减小，独立生活能力增强。智能发育也较之前成熟，分析、理解、综合、控制能力增强，是接受科学文化知识的最好时期。

7.青春期

女孩为11~18岁，男孩为12~20岁。此期个人差异较大，最主要的特点是生长与发育明显加快，体重、身高增长的幅度加大，第二性征出现。一方面，此期的神经内分泌调节不够稳定，容易引起心理、行为、精神方面的变化，情绪不稳定；另一方面由于接触社会增多，会遇到不少新问题，受外界环境影响较大；自我意识增强，有自己的主见，逐渐独立，不愿接受父母的意见，此期又称为"第二反抗期"。此期常由于主观和客观的冲突而发生心理问题。

8.成年期

20~65岁。成年期代表人的完全成熟，即身心发展完成。处于此期的人们在社会立足，建立家庭，事业有成，所承受的矛盾和压力较大。

9.老年期

按照WHO的定义，65岁以上者为老年人。此期的人们在身体、心理与社会适应等方面都面临许多改变与问题，如身体器官退化、功能的丧失、退休和亲人的离去等。

三、成长与发展理论在护理中的应用

（一）弗洛伊德性心理发展学说

弗洛伊德是奥地利神经科医生，他通过精神分析法观察人的行为，创建了心理发展学说。他认为人是倾向于自卫、享乐和求生存的，其原动力（本能冲动）始自性的力量，是心理发展的基础。人格发展经历一个可重叠的阶段，前三个阶段是人格发展的关键时期，每个阶段的"原欲"会出现在身体的不同部位，如果条件环境不允许人的欲望得到满足，则会出现固结，即人的本能被压抑后，以潜意识的方式来表示，人格发展出现停滞，会产生压抑后的变态心理。

1.口欲期（0~1岁）

口部为快乐中心，这一时期婴儿专注与口有关的活动，快感来源为吸吮、吞咽、咀嚼等。如果口部的欲望得到满足，则有利于情绪及人格的正常发展。此期注意满足婴幼儿口部的欲望，提供恰当的喂养和爱抚，以带给婴幼儿快乐、舒适和安全感。

2.肛欲期（1~3岁）

肛门、直肠为快乐中心，这一时期婴儿要接受排泄大小便方面的训练。快感表现为排便和对排便的控制。训练大小便的控制及排泄方法要得当，使小儿养成清洁、有序、控制排便的良好习惯。

3.性蕾期（3~6岁）

生殖器为快乐中心，小儿对男女生殖器的不同感到好奇，对自己的性器官感兴趣，这一时期的小儿能分辨两性了，依恋异性父（母），出现恋父（母）情结。此期应引导小儿与同性别的父（母）建立性别认同感，有利于形成正确的性别行为和道德观念，反之就会造成性别认同困难或由此产生的道德问题。

4.潜伏期（6~12岁）

兴趣转移到外界环境，这一时期儿童性欲倾向受到压抑，快感来源主要是对外部世界的兴趣。在此阶段，性心理比较平静。此期鼓励儿童从外界环境获得愉快感，认真学习、追求知识和积极锻炼身体，获得人际交往经验，促进自我发展。

5.生殖期（12~18岁）

生殖器重新成为快乐中心，兴趣逐渐转向异性，幼年的性冲动复活，由于躯体、内分泌系统的迅猛发展，第二性征也日益明显。此时青少年的性心理也有迅猛的发展，青少年感到异性的吸引，会产生朦胧与不甚明确的情意。这就是异性恋的开始，但他们还缺乏社会经验且理智发展不足；他们的性器官发育逐渐成熟，但其整体心理水平还较幼稚，意志也较薄弱，易受外界不良诱惑而导致性犯错。此期应培养青少年的独立性和自立、自强、自我决策的能力，正确引导其与异性交往，建立良好的两性关系和正确的道德观。

（二）艾瑞克森的心理社会发展理论

艾瑞克森是美国哈佛大学的一位心理及人类发展学教授。他根据自己的人生经历及多年从事心理治疗的经验，修正了弗洛伊德过分强调性的力量的观点，提出文化社会环境在人格发展中的重要作用，形成了心理社会发展学说。他将人格发展分为8个阶段，每一阶段都有一个心理社会危机需要解决。若能成功地解决每一个危机，人格就得以顺利发展，如果危机不能解决就会继续存在，相继累加就会导致人格缺陷或行为异常。

1.婴儿期（0~18个月）

危机是信任与不信任，任务是建立信任感，主要影响人员为母亲。要及时满足婴儿的各种需要；经常抱起并抚慰；减少不适及疼痛；减轻父母的焦虑，避免产生身体移情作用。

2.幼儿期（18个月~3岁）

危机是自主与羞愧或疑虑，任务是促进自我控制感、自信和自主性，主要影响人员为父母。要鼓励小儿进行力所能及的活动；提供小儿自己做决定的机会并表示赞赏；对限制约束或痛苦治疗，应解释清楚并予以安慰。

3.学龄前期（3~6岁）

危机是主动与内疚，任务是主动感，体验目标的实现，主要影响人员为家庭成员。要鼓励儿童通过游戏来探索世界，学习社会规则，为自己设定目标并努力去实现；鼓励引导好奇和探索性活动，增强小儿的主动感；满足小儿的合理要求，倾听其感受、及时回答提问。

4.学龄期（6~12岁）

危机是勤奋与自卑，任务是获得勤奋感，主要影响人员为父母、老师和同学。此期要集中精力学习知识和技能，学习合作、竞争和遵守规则，是养成有规则的社会行为的最佳时期；鼓励和赏识有助于强化儿童勤奋的品格，形成勤奋进取的性格，勇于面对困难和挑战；协助儿童适应医院环境，参与治疗护理活动。

5.青春期（12~18岁）

危机为自我认同与角色混乱，任务是建立自我认同感，主要影响人员为同龄伙伴、崇拜的偶像。此期要关心青少年内心感受，与其讨论关心的问题；对正确的决定和行为给予赞赏和支持；帮助其维持良好的自我形象，尊重隐私，安排与同龄患者交流和娱乐。

6.青年期（18~35岁）

危机为亲密与孤独，任务是发展与他人的亲密关系，主要影响人员为同龄异性朋友。要让其学会承担责任、义务，建立友谊、爱情和婚姻关系；建立相互信任、理解的人际关系；帮助保持与他人的亲密关系，帮助实现人生目标；避免因住院造成孤独感。

7.中年期（35~65岁）

危机是创造与停滞，任务是养育下一代，主要影响人员为同事和配偶。护士要给予更多的感情支持，帮助其调整和尽快适应患者角色。

8.老年期（＞65岁）

危机是完善与失望，任务是建立完善感，主要影响人员为老伴、子女，耐心倾听老年人对往事的叙说，帮助老年患者发掘潜能，鼓励其参加所喜爱的活动，与他人多交往，进行心理疏导，避免意外。

（三）皮亚杰的认知发展学说

皮亚杰是瑞士心理学家，他通过对儿童行为的观察，提出认知发展学说，他认为人体认知的发展就是个体与环境相互作用、相互适应的过程。皮亚杰将认知发展过程分为4个阶段。

1.感觉运动期（0～2岁）

婴幼儿通过感觉和运动来认知周围的世界，如吸吮、抓握、观看等，以正确或错误的方式尝试解决问题，对空间有初步的概念，开始协调感觉、知觉及动作间的活动。此期护士应提供感觉和运动刺激，促进婴幼儿智力发展，如通过玩触增加触觉刺激，用轻柔悦耳的语言增加听觉刺激等。注意不要让婴幼儿触及危险的物品如药品、过小的玩具，以免误入口中；输液时注意固定好，以免婴幼儿因抓握动作造成伤害。

2.前运思期（2～7岁）

儿童的思维发展到使用符号的水平，即开始用语言表达自己的需要。思维缺乏逻辑性和系统性。以自我为中心，认知物体人格化，认为动植物和其他物体都与自己一样，具有人的属性和生命；对成人研发制定的规则，采取服从的态度。护士应意识到此期幼儿以自我为中心的思维特点，尽量从幼儿的角度和需求出发进行护理活动。通过游戏、玩具等方式与儿童沟通，通过绘画让其表达自己的感受。制订适当的规则，使幼儿能服从病房的规定及配合治疗与护理。

3.具体运思期（7～11岁）

此期的儿童摆脱以自我为中心的思维方式，开始考虑问题的多个方面，想法比较具体。如：在与人相处时，能考虑到他人的需要；具备复杂的时间和空间概念，能理解现在、过去和将来；能按物体的特征进行分类。护士与儿童沟通时，可采取图片、模型及简短的文字说明等方式，避免应用抽象的词语解释有关的治疗和护理过程，并提供适当的机会让儿童进行选择，如输液时可让其选择在哪个部位进行等。

4.形式运思期（11岁起）

此期思维能力发展迅速，接近成人水平，从具体思维发展到抽象思维和假设推理。能整理自己的思想，并能按可能性做出判断。富有想象，迷恋科学幻想。护理青少年时，可对治疗和护理过程做出更详尽的解释，列出接纳和不接纳的后果，鼓励其做出合理的选择。尊重青少年的隐私，对其一些天真的想法不要嘲笑或否定。

以上三个人格发展理论从不同的角度划分人格发展阶段，但都强调每个发展阶段有其特殊的发展任务，成功地完成这些发展任务是顺利进入下一阶段的基础。如果某一阶段心理冲突不能很好地解决，则为以后的发展带来困难，最终造成人格发展的缺陷。作为护理工作者一定要遵循个体的发展规律，采取合适的方式，让个体能顺利成长和发展，成为社会有用的人才。

第四章 常用护理内容

第一节 护理程序的概念

随着医学模式的转变，人类的健康问题更加复杂，用现代整体的观念指导护理工作，采用有逻辑的、科学的工作方法，以帮助护理人员为护理对象提供科学的、高质量的健康照顾。因此，作为一名护士，必须掌握科学的护理工作方法，更好地为护理对象服务。

护理程序是现代医学模式、护理学发展到一定阶段后，在新的护理理论基础上产生的，是护理工作中科学的工作方法，使护理人员在准确把握护理对象的健康问题的基础上，实施有目的、有计划、系统的护理活动，满足护理对象的健康需要，使护理对象达到最佳的健康状况。

一、护理程序的概念和特点

（一）概念

护理程序是护理人员以促进和恢复护理对象的健康为目标所进行的一系列有目的、有计划的护理活动，是一个综合的、动态的、具有决策和反馈功能的过程。护理人员应用护理程序对护理对象进行主动、全面的整体护理，使其达到最佳的健康状态。护理程序是一种科学地确认问题、解决问题的工作方法和思想方法。

护理程序由5个步骤结合而成，即护理评估、护理诊断、护理计划、护理实施、护理评价。护理程序虽然在文字上分为5个明确的阶段，但在实际工作中，它们相互影响，彼此依赖，因而是不可分割的，它们有各自的功能作用又相互关联，达到一个共同目标，即增进或恢复护理对象的健康。这种循环模式贯穿于从患者入院开始直至出院（或转院、转科或死亡）的整个过程中。

（二）特点

护理程序是以增进和恢复人类健康为目标所进行的一系列护理活动，因此具有以下特点。

1.目标性

在护理实践中应用护理程序目的是满足服务对象生理、心理以及社会等方面的整体需要，提供高质量的护理服务，使其达到最佳健康状态。

2.个体性

护士在运用护理程序时，主要根据服务对象的具体情况和需求确定护理问题，从而制订护理计划，提供个体化的护理服务。

3.互动性和协作性

护理程序的运用应以护士与患者、患者家属以及其他医务人员之间相互沟通、相互信任、相互协作为基础，以全面满足服务对象的需求，保证护理质量。

4.科学性

护理程序是在一定的理论指导下形成的一种科学的工作方法，不仅体现了现代护理学的理论观点，而且还应用了相关学科的相关理论作为基础，在实践中具有指导意义。

5.动态性和循环性

护理程序的5个步骤并非局限于某一特定时间，而是随着服务对象反应的变化，不断地重复使用，随时改变护理对策。

6.普遍性

护理程序作为一种系统的、科学的工作方法，适合于任何场所、任何服务对象。无论其工作场所是医院、家庭病房、社区诊所还是其他健康机构；无论其服务对象是个人、家庭还是社区人群，护士都可应用护理程序进行有组织、有目的、有计划的护理活动，从而提高整体护理质量水平。

二、护理程序的发展历史

1955年，美国护理学家莉迪亚·海尔第一次描述了护理是一个程序过程。1961年，奥兰多撰写了《护士与患者的关系》一书，第一次使用了"护理程序"一词。1973年，美国护士协会（ANA）规定护理程序包括评估、诊断、计划、实施和评价5个步骤，并将其列入护理实践标准。1977年，美国护理学会发表正式声明，使护理程序走向合法化。

20世纪80年代初期，美籍华人学者李式鸾博士来华讲学，将以护理程序为中心的责任制护理引入我国。1994年，美籍华人学者袁剑云博士来华讲学，将以护理程序为核心的系统化整体护理引入我国。至此，全国部分医院开始试点建设以护理程序为核心的系统化整体护理的"模式病房"。1996年，根据卫生部有关文件，全国整体护理协作网正式组建。2002年，袁剑云博士又到我国介绍以护理程序为基本框架的临床路径，进一步促进了护理程序在我国护理工作中的运用。目前，我国广大护理人员正在积极探索适应我国国情的具有中国特色的整体护理实践模式。

三、护理程序对护理实践的指导意义

（一）对护理对象的指导意义

服务对象是护理工作的核心，护理的目的是为服务对象提供护理服务，满足其需求。因此，在护理实践过程中需要以服务对象为中心，加强护患的沟通与合作，促使其积极地参与健康问题的确定，计划的制订、实施以及护理效果的评价，有利于建立良好的护患关系，促进服务对象的康复。

（二）对护理人员的指导意义

护理程序的提出明确了护理工作的范畴和护士的角色功能，使得护理工作摆脱了过去多年来执行医嘱和常规的被动工作的局面，使护士可以而且必须发挥其独立性的功能，以护理程序为框架，为服务对象提供全面、系统、高质量的护理服务，从而使得护士的角色从医师的助手转变为合作伙伴，促进了医护之间的协作，创造了一种和谐的工作氛围。

第二节　护理评估

护理评估是护理程序的开始，是护士通过与护理对象交谈、观察、护理体检等方法，有目的、有计划、系统地收集护理对象的资料，为护理活动提供可靠依据的过程。评估的准确与否直接影响护理诊断的确定、护理计划的制订和实施，影响护理目标的实现。在护理程序实施过程中，护士应对护理对象进行随时评估，以便及时确定病情进展情况，发现患者住院期间出现的新问题，及时调整护理计划。因此，护理评估贯穿整个护理过程之中。

一、收集资料

（一）目的

（1）建立护理对象健康状况的基础资料。

（2）为确定护理诊断、制订护理计划、评价护理效果提供依据。

（3）为临床提供信息。

（4）为护理科研积累资料。

（二）内容

1.护理对象的一般资料

如姓名、年龄、性别、民族、职业、文化程度、家庭住址、宗教信仰、婚姻状况及个人爱好等。

2.现在健康情况

包括现病史、主要病情、日常生活规律及自理程度、护理体检情况等。

3.既往健康情况

包括既往病史、过敏史、传染病史、家族史等。

4.心理状态

包括一般心理状态、对疾病与健康的认识、应激水平与应对能力、个性倾向性、性格特征等。

5.社会方面

包括主要社会关系及密切程度、社会组织关系与支持程度、工作学习情况、经济状况与医疗条件等。

6.体格检查结果

体格检查结果包括生命体征、身高体重、各系统的生理功能及认知感受型态。

（1）神经系统：包括意识状态、定向力和语言能力。

（2）皮肤黏膜：包括皮肤颜色、温度、干燥程度、弹性、完整性，伤口外观、眼睛及口腔黏膜等。

（3）呼吸系统：包括呼吸节律、频率，有无呼吸困难及咳嗽、咳痰情况，呼吸方式及呼吸音是否正常。

（4）循环系统：包括心率、心律、心音、有无杂音、组织有无水肿、脱水以及足背动脉搏动情况。

（5）消化系统：包括有无消化道症状，如恶心、呕吐、腹痛、腹胀等反应，腹部有无肌紧张、压痛、反跳痛，有无引流管、造瘘口及引流液的颜色、性状及量的变化等。

（6）生殖系统：包括月经周期及月经量是否正常，外阴、阴道及乳房有无异常，性生理及心理情况等。

（7）肌肉骨骼系统：包括骨骼发育情况、活动能力、活动耐力、步态等。

（8）认知感受型态：服务对象的感受性，如有无疼痛、眩晕、麻木、瘙痒等；感觉如视觉、听觉、嗅觉、味觉、触觉有无异常等；认知过程如思维活动、记忆能力等有无障碍等。

7.辅助检查结果包括护理对象最近的各种检查结果报告，了解病情变化情况。

（三）来源

1.护理对象

护理对象是资料的直接来源，也是资料的主要来源。只要护理对象意识清醒、情绪稳定，又非婴幼儿，就可以通过观察、交谈以及体格检查的方法获取健康资料。

2.与护理对象相关的人员

护理对象的家属、同事、朋友等相关人员常能提供重要资料，尤其是在护理对象无法提供时，如语言障碍、意识不清、智力不全以及精神障碍等时，常需要从护理对象相关人员处获取资料。

3.其他医务人员

包括医师、营养师、化验师、药剂师以及其他护士等，都可提供资料。

4.病历及实验室检查报告

包括患者既往病史记录以及辅助检查资料。

5.医疗护理文献资料

包括可为患者的病情判断、治疗和护理提供理论依据的医学、护理学以及其他相关学科的文献。

（四）种类

1.主观资料

即护理对象的主诉，包括对疾病的感觉、态度、愿望以及需要等内容的描述，是通过与护理对象及有关人员交谈获得的资料，也包括亲属的代述，如恶心、眩晕、疼痛、软弱无力等主观资料。

2.客观资料

护理人员通过观察、体检以及借助医疗仪器检查所获得的资料，如护理对象的身高、体重、血压、面色、呼吸等资料。

（五）方法

1.观察

护士运用自己的感官、知觉获取资料的方法。护士接触患者就意味着观察的开始。

除了观察患者的症状、体征以及精神状态外，还须注意观察患者的心理反应及所处的环境状况，以便发现一些不明显的、潜在的护理问题。能否通过有效地观察，获得准确、真实的资料与每个护士的专业知识、临床经验和交往能力密切相关。

2.交谈

通过与护理对象及其家属交谈，主要目的是有效地收集与护理对象健康相关的资料和信息，如患者的健康情况，获得有关病情、检查、治疗等信息，以及心理支持和社会支持系统资料。通过交谈也可以使护理对象获得有关病情、检查、治疗、康复的信息。

（1）交谈的分类：一般分为正式交谈和非正式交谈。

①正式交谈：指护士事先通知患者准备，进行有计划、有目的的交谈，常用来收集或发出信息，如入院后采集病史等。

②非正式交谈：指护士在日常工作中与患者进行随意而自然的交谈，以及时了解患者的真实想法和心理反应。在交谈时，护士应注意运用沟通技巧，关心体贴患者，与患者建立起相互信任的关系。

（2）交谈的发展阶段：交谈一般分为3个阶段进行，即开始阶段、进行阶段和结束阶段。

①开始阶段：主要有两个目的，一是与患者建立信任友善的关系；二是向患者介绍此次谈话的目的、内容及所需时间等，以便患者做好准备。

②进行阶段：目的是利用有限时间收集资料或发出信息。

③结束阶段：顺利、愉快地结束交谈，为今后的交流打下基础。护士应控制好结束谈话的时间和时机，给对方以暗示，并告知下一阶段的治疗护理安排。

（3）交谈的注意事项：为保证交谈的顺利进行，护士在交谈中需要注意以下问题。

①交谈时间、地点的选择：根据患者的身体状况决定交谈时间的长短；交谈环境应舒适、安静，注意隐私的保护，使患者在身心放松的情况下陈述自己内心的真实感受。

②交谈时与患者保持适当的距离，避免使患者产生居高临下、盛气凌人的感觉。

③灵活运用沟通技巧，语言清晰、语义准确、语速适当，避免使用患者难以理解的专业术语；注意倾听、目光接触及非语言沟通技巧的应用。

④避免出现影响沟通顺利进行的不良行为，如看窗外、看手表、只是记录而没有反馈等。

（5）交谈时，护士应注意控制好交谈内容，适时引导交谈方向，防止偏离主题。

3.护理体格检查

通过护理体检收集患者有关身体状况的客观资料，了解患者的健康状况。护士系统地运用视、触、叩、听、嗅等体格检查手段和技术对患者的生命体征及各系统进行全面的检查而收集健康资料。因为护士进行体格检查的目的是收集与确定护理诊断、制订护理计划等有关的资料，所以护理的体格检查应有别于医师的体格检查。护士应根据患者疾病的特点着重检查受累系统的状况。

4.查阅资料

包括查阅护理对象的门诊病历、各种医疗与护理记录以及有关书籍、文献资料等。

二、整理资料

整理资料是护理评估的重要组成部分，是将收集的资料进行归纳、分类，以了解服务对象的护理需求，确定护理问题。

（一）分类

1.按马斯洛需要层次论分类

（1）生理需要：如生命体征、饮食、活动等，如呼吸道阻塞、水肿、电解质紊乱、大小便失禁、疲劳、睡眠型态紊乱。

（2）安全需要：如对环境的陌生，对各种检查和治疗产生恐惧和疑虑；对医护人员的技术不信任；以及担心经济负担等。

（3）爱与归属的需要：如想念亲人，害怕孤独，喜欢有人探望等。

（4）尊重与被尊重的需要：如因疾病导致自卑感，怕被别人看不起等。

（5）自我实现的需要：如担心住院会影响学习、工作；失明、失聪、失语、截瘫、截肢等影响个人实现理想与愿望等。

2.按戈登的11个功能性健康型态分类

（1）健康感知-健康管理型态：如健康知识、健康行为等。

（2）营养-代谢型态：如饮食、营养状态等。

（3）排泄型态：如排便、排尿、排汗情况。

（4）活动-运动型态：如日常活动能力、活动量和活动方式等。

（5）睡眠-休息型态：如每日睡眠、休息情况。

（6）认知-感知型态：如个人的舒适感、对疾病的认识、感知能力等。

（7）自我感受-自我概念型态：如个人的情感反应、对自己的认识。

（8）角色-关系型态：如家庭关系、邻里关系、同事关系、同学间关系的状态。

（9）应对-应激耐受型态：对一些变故如生病、丧亲等的反应状态。

（10）性-生殖型态：如月经、生育方面的情况。

（11）价值-信念型态：如宗教信仰、个人的理想、目标等。

3.按北美护理诊断协会（NANDA）在2000年提出的分类法Ⅱ分类

（1）健康促进：对健康与功能状态的认识和利用信息获得健康生活方式或最佳的健康状况的能力。

（2）营养：维持摄入并应用营养素和液体的摄入以满足生理需要和健康的能力。

（3）排泄：排除体内废物的能力。

（4）活动或休息：进行必要的或需要的生活活动以及获得充分的睡眠或休息的能力。

（5）感知和认知：对来自内部和外部的信息感觉、整合和反应的能力。

（6）自我感知：对自我的认识和整合、调整自我的能力。

（7）角色关系：建立和维持人际关系的方式和能力。

（8）性：满足性别角色需求或特点的能力。

（9）应对或应激耐受性：处理环境变化和生活事件的方式和能力。

（10）生活准则：面对社会、生活中发生的事件的个人观点、行为方式和所遵循的原则。

（11）安全与防御：避免危险，寻求安全的、促进生长的环境的能力。

（12）舒适：控制内部或外部环境以使身心、社会安适的能力。

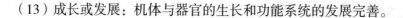

（13）成长或发展：机体与器官的生长和功能系统的发展完善。

（二）复查核实

将资料整理分类后，仔细检查有无遗漏，并对主观资料及一些模糊不清的资料进行核查、确认，以保证资料的完整性及准确性。如通过全面检查收集的资料以免遗漏；比较主观资料和客观资料；确认患者的陈述；肯定资料为患者症状和体征而非护士的推论；再次检查可疑的不正常值；确定影响准确测量的即时因素；阅读文献资料等。

三、记录资料

（1）及时记录收集的资料。

（2）主观资料的记录应尽量用护理对象自己的语言，并加上引号。

（3）客观资料的记录要使用医学术语，所描述的词语要确切，能准确反映护理对象的问题，避免护理人员的主观判断和结论。

总之，护理评估是指有组织、有系统地收集资料并对资料的价值进行判断的过程。护理评估是护理程序非常重要的第一步，评估时收集的资料是否全面、准确，将直接影响到护理诊断和护理计划的准确性。

第三节　护理诊断

护理诊断是护理程序的第二步，是根据收集的资料，加以分析、整理确定护理诊断的过程。

1990年，NANDA提出并通过了护理诊断的定义：护理诊断是关于个人、家庭、社区对现存的或潜在的健康问题及生命过程反应的一种临床判断，是护士为达到预期结果选择护理措施的基础，这些预期结果应能通过护理职能达到。护理诊断是对护理对象生理、心理、社会、文化、发展及精神方面所出现健康问题的反应的说明。护士可通过对护理对象的评估，判断其健康问题，通过护理职能解决或缓解问题。

一、护理诊断的组成

护理诊断由名称、定义、诊断依据和相关因素4个部分组成。

（一）名称

名称是对护理对象健康问题的概括性描述。应尽量使用NANDA认可的护理诊断名称，一般常用改变、受损、缺陷、不足、无效或低效等特定描述语，如"体液不足""自理缺陷"等。

（二）定义

定义是对护理诊断名称内涵的清晰、更好的描述和解释，并以此与其他诊断相鉴别。如"营养失调定义为个体处于营养低于（或高于）机体的需要量的状态"。

（三）诊断依据

诊断依据是做出该护理诊断的判断标准，是患者被诊断时必须存在的相应的症状、体征以及有关病史资料，也可以是危险因素。诊断依据依其在特定诊断中的重要性分为主要依据和次要依据。

1.主要依据

在确定诊断时所存在的症状、体征或有关病史，是诊断成立的必要条件。

2.次要依据

在确定此诊断时会出现的症状、体征或检验结果，是诊断成立的辅助条件。

例如，便秘的主要依据是"粪便干硬，每周排大便不到3次"；次要依据是"肠鸣音减少，自述肛门部有压力和胀满感，排大便时极度费力并感到疼痛，可触及肠内嵌塞粪块，并感觉不能排空"。

（四）相关因素

相关因素是指影响个体健康状况，导致健康问题的直接因素、促发因素或危险因素。常见的相关因素有以下5个方面。

1.病理生理方面因素

指与病理生理改变有关的因素。例如，"疼痛：胸骨后闷痛与心肌缺血缺氧有关"。

2.心理方面因素

指与患者心理状况有关的因素。例如，"活动无耐力"可能由疾病后服务对象处于较严重的抑郁状态引起。

3.治疗方面因素

指与治疗措施有关的因素。例如，"便秘"可能是由药物的不良反应引起。

4.情境方面因素

指环境、情景等方面的因素。例如，"睡眠型态紊乱"可能与住院后环境改变有关。

5.年龄方面因素

指在生长发育或成熟过程中与年龄有关的因素，如婴儿、青少年、中年、老年各有不同的生理、心理、社会、情感等方面特征。例如，"活动无耐力"与老年人新陈代谢率低下有关。

二、护理诊断步骤

护理诊断的形成过程包括3个步骤，即找出异常（问题），找出相关因素和危险因素，形成护理诊断。

（一）分析资料，找出异常

分析资料时需将资料与正常值进行比较以找出异常（问题）所在。

（二）找出相关因素和危险因素

通过与正常值进行比较，发现异常（问题）后，护士应进一步找出引起异常出现的相关因素以及危险因素。如发现患者最近体重不断增加，护士需询问可能的原因，如饮食情况、活动情况等。危险因素是指患者目前虽处于正常范围内，但存在着促使其向异常转化的因素，这些因素即为危险因素。找出危险因素可以帮助护士预测可能发生的问题，如昏迷患者可能发生压疮，因肢体不能活动是引起压疮的危险因素；化疗患者可能引起感染，因白细胞低是引起感染的危险因素。这些危险因素可以是生理的，也可以是心理的、社会的。

（三）形成护理诊断

在分析资料和问题后，护理人员应对问题及其相关因素或危险因素进行描述，形成护理诊断。

三、护理诊断的陈述方式

护理诊断的陈述方式包括3个要素，即健康问题（problem，P）：护理对象健康状况或健康问题的描述；症状或体征（symptoms or signs，S）：指护理对象表现出来的与健康问题有关的症状或体征；原因（etiology，E）：指与引发健康问题有关的生理、心理、社会、环境等因素，相关因素的陈述，常使用"与……有关"的方式陈述。

例如，营养失调：高于机体需要量（P），肥胖（S），与摄入量过多有关（E）。

（一）三部分陈述

包括健康问题（P）、症状和体征（S）及相关因素（E），即PSE公式，常用于现存的护理诊断的陈述。例如，"排便异常（P）：便秘（S）与生活方式改变有关（E）"。

（二）两部分陈述

包括健康问题及相关因素，或症状和体征及相关因素，即PE或SE公式，常用于"有……危险"的护理诊断的陈述或三段式护理诊断的简化。
例如：有皮肤完整性受损的危险（P）与局部组织长期受压有关（E）。

（三）一部分陈述

只说明健康问题，即P方式，常用于与增进健康有关的护理问题的陈述。
例如：婴幼儿有行为能力增强的潜力（P）；有提高健康水平的意愿

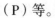

（P）等。

四、护理诊断的类型

（一）现存的护理诊断

现存的护理诊断是指护理对象目前已存在的健康问题，常用PSE公式陈述。如"体温过高"。

（二）潜在的（或危险的）护理诊断

潜在的（或危险的）护理诊断是指患者目前尚未发生问题，但因为有危险因素存在，若不进行预防、采取措施，就一定会发生问题。如长期卧床患者"有皮肤完整性受损的危险"、化疗患者"有感染的危险"等。常用PE公式陈述。

（三）健康促进性的护理诊断

健康促进性的护理诊断是指个人、家庭或社区护理对象增进安适和发挥健康潜能的动机和愿望，以促进某一特定的健康行为的临床判断。如"有决策能力增强的趋势""母乳喂养有效"等。此类型只有P，常用P公式陈述。

（四）综合的护理诊断

综合的护理诊断是由特定的情境或事件而引起的一组现存的或潜在的护理诊断。如"强暴创伤综合征"是指受害者遭受违背其意愿的、强迫的、粗暴的性侵犯后所表现的持续适应不良，包括情感反应、多种躯体症状、生活方式紊乱等。

五、护理诊断与医疗诊断的区别

医疗诊断是用一个名称说明一种疾病或病理变化引起的症状、体征，以指导治疗。护理诊断是叙述患者由于病理状态所导致的包括生理、心理、社会等方面的行为反应，以指导护理。明确护理诊断和医疗诊断的区别十分重要，将关系到如何区分医疗和护理两个专业及确定各自的工作范畴。两者的区别如表4-1。

表4-1 护理诊断和医疗诊断的区别

项目	护理诊断	医疗诊断
临床判断的对象	对个体、家庭、社区的健康问题及生命过程反应的一种临床判断	对个体病理生理变化的一种临床判断
描述内容	个体对健康问题的反应	一种疾病
问题状态	现存或潜在的	多为现存的
决策者	护士	医师
职责范围	护理职责范围内进行	医疗职责范围内进行
适应范围	个体或团体	个体
数量	往往多个	一般只有一个
是否变化	随病情变化而变化	一旦确诊则保持不变

六、护理诊断与合作性问题

合作性问题是指由于各种原因造成的或可能造成的生理上的并发症，是需要护理人员进行监测并与其他医务人员共同处理以减少发生的问题。合作性问题有其固定的陈述方式，即"潜在并发症：××××"或简写为"PC：××××"。例如，潜在并发症：出血性休克。护理诊断与合作性问题的区别如表4-2所述。

表4-2 护理诊断与合作性问题的区别

项目	护理诊断	合作性问题
决策者陈述方式职责范围	护士PSE、PE或P护理职责范围内独立解决	医师、护士共同合作潜在并发症：××不是护理职责范围内独立解决的，需与医师共同解决
护理目标	患者的健康状态及行为的改变	护士能监测病情变化，积极配合医师采取有效措施

确定的护理诊断应该是护士能够独立做出一定的处理以达到预期结果的健康问题。因此，严格地说合作性问题不属于护理诊断的范畴。而对于合作性问题，需要护士承担监测，以及时发现患者生理上的并发症并采取措施进行有效预防，一旦发生，则需要积极地与医师配合抢救及处理。

七、书写护理诊断的注意事项

（1）尽量使用NANDA认可的护理诊断名称，所列护理诊断应简明、准确、规范。

（2）贯彻整体护理观念，护理诊断应包括生理、心理、社会精神文化等各方面。

（3）明确护理诊断的相关因素，指明护理活动的方向，有利于制订护理措施。

（4）一项护理诊断只针对一个护理问题，一个患者可有多个护理诊断，并随病情变化而变化。

（5）护理诊断应避免与护理目标、护理措施、医疗诊断相混淆，避免用症状或体征代替护理诊断。

（6）所列护理诊断应是护理职责范畴内的，应用护理的手段和方法能够予以解决或部分解决的。

（7）有关"知识缺乏"诊断的陈述，应为"知识缺乏：缺乏……方面的知识"。

（8）护理诊断的描述应避免引起法律纠纷的陈述。

（9）避免对护理对象进行价值判断。

护理诊断是护士对护理对象的健康状况进行的准确描述，界定了护理工作的范畴，指出了护理工作的方向，为护理计划的制订提供了依据。

第四节　护理计划

护理计划是依据确定的护理诊断制订具体的护理措施的过程，即具体决策过程。护理计划是对患者实施护理的行动指南。它以护理诊断为依据，以使护理对象尽快地恢复健康为目标。

一、排列护理诊断顺序

将所做出的护理诊断按轻、重、缓、急确定先后顺序，以保证护理工作高效、有序地进行。

（一）排序原则

（1）优先解决危及生命的问题。

（2）按需要层次理论先解决低层次需要问题，后解决高层次需要问题，再根据具体情况适当调整。

（3）在与治疗、护理原则无冲突的情况下，患者主观上迫切需要解决的问题可优先解决。

（4）优先处理现存的问题，潜在性问题根据性质决定其序列。

（二）排列顺序

1.首优问题

指直接威胁患者的生命，需立即解决的问题。如昏迷患者存在"清理呼吸道无效"的问题，应首先解决。

2.中优问题

指虽然不直接威胁患者的生命，但给其精神上或躯体上带来极大的痛苦，严重影响其健康的问题。

3.次优问题

指人们在应对发展和生活中变化时所产生的问题，在护理过程中可稍后解决。

二、设定预期目标

预期目标又称为预期结果，是针对护理诊断而提出的，期望护理对象在接受护理活动后达到的健康状态或行为的改变，也是评价护理效果的标准。

（一）目标分类

根据实现目标所需时间长短将护理目标分为短期目标和长期目标。短期目标指在相对较短的时间（一般少于7天）内可达到的目标。长期目标指需要相对较长时间才能实现的目标。长期目标常需通过若干个短期目标才能逐步实现。

（二）目标的陈述方式

护理目标的陈述方式为：主语+谓语+行为标准+时间、条件状语。

1.主语

指护理对象或护理对象的生理功能或机体的一部分，如体重、体温、尿量等，有时服务对象在目标陈述中充当主语时可省略。

2.谓语

指护理对象将要完成且能被观察到的行为动作。

3.行为标准

指护理对象完成该行为动作所要达到的程度。

4.时间状语

指护理对象完成该行为动作所需的时间。

5.条件状语

指护理对象完成该行为动作所必须具备的条件状况。

例如：8小时内（时间状语）患者（主语）能自行（条件状语）排尿（谓语）200mL（行为标准）。

（三）目标陈述的注意事项

（1）目标的主语必须是护理对象，而非护士。

（2）目标陈述要清楚、简洁、易懂，有针对性。

（3）目标应是护理活动的结果，而非护理活动本身。

（4）目标应切实可行，充分考虑护理人力资源、护理对象的能力以及设备，应属于护理工作范畴。目标应与医疗护理工作保持方向一致，得到其他工作人员的认可。

（5）一个目标只针对一个护理诊断，一个诊断可以有多个目标。

（6）目标必须具体、可测量。在陈述中的行为动词应使用可观察、可衡量的动词，避免使用模糊、模棱两可的词。

（7）关于潜在并发症的目标。潜在并发症是合作性问题，仅通过护理措施往往无法解决，护士只能监测并发症的发生与发展。潜在并发症的目标可陈述为：并发症被及时发现并得到处理。

三、制订护理措施

护理措施是护士协助患者实现护理目标的具体方法与手段，规定了解决健康问题的护理活动方式与步骤，也可称为护嘱。

（一）护理措施的类型

1.独立性护理措施

指护士根据所收集的资料，独立思考、判断后做出决策，运用护理知识和技能可独立完成的护理活动，如每2小时给患者翻身等。

2.依赖性护理措施

指护士遵医嘱执行的具体护理活动，如给药、外周静脉置管等。

3.合作性护理措施

指护士与其他医务人员合作共同完成的护理活动，如与营养师一起制订饮食计划等。

（二）护理措施的内容

护理措施的内容主要包括病情观察、基础护理、检查及手术前后护理、心理护理、功能锻炼、健康教育、执行医嘱、症状护理等。

（三）制订护理措施的注意事项

（1）护理措施应以科学的理论为依据，其科学依据来源于各个学科，包括自然科学、行为科学及人文科学等。

（2）措施应与医疗工作协调一致，与其他医护人员相互配合。

（3）护理措施应有针对性，针对护理目标，一个护理目标可通过几项护理措施来实现。

（4）护理措施必须切实可行，因人而异。应充分考虑护士的数量和医院的实际情况，制订符合患者的病情及个性特征的护理措施。

（5）护理措施应明确、具体、全面。

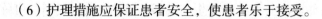

（6）护理措施应保证患者安全，使患者乐于接受。

四、构成护理计划

将护理诊断、护理目标、护理措施和护理评价等各种信息按一定格式组合，形成护理文件，即构成护理计划。

护理计划一般都制成表格形式。各医院的格式不完全相同，大致包括日期、诊断、目标、措施、效果评价几项内容，如表4-3所述。

表4-3　护理计划单

姓名：_____　　床号：_____　　科别：_____　　病室：_____　　住院号：_____

开始日期	护理诊断	护理目标	护理措施	效果评价	停止日期	签名
8月6日	营养失调：高于机体需要量，肥胖，与摄入量过多有关	1周内体重下降0.5～1kg	①控制每日摄入量在6.8MJ内②鼓励户外散步，每日至少0.5小时③进行合理饮食健康教育	体重下降0.5kg	8月13日	李娟

护理计划应体现个体差异性，一份护理计划只对一个患者的护理活动起指导作用。护理计划还应具有动态发展性，随着患者病情的变化、护理效果的优劣而补充调整。

第五节　护理实施

护理实施是将护理计划付诸实践的过程。通过实施，解决患者现存的和潜在的护理问题。实施阶段不仅需要护士具备丰富的专业知识和熟练的操作技能，而且还需要具有良好的人际沟通能力，关心、体贴患者。只有充分运用沟通技巧，才能保证护理计划的顺利实施，使患者获得高质量的护理服务。从理论上讲，实施是在护理计划制订之后，但在实际工作中，特别是抢救危重患者时，实施常先于计划之前。

一、实施过程

（一）实施步骤

1.实施前准备

护士在实施计划之前应做好充分的准备工作，以确保计划的顺利实施，具体包括"五个W"。

（1）做什么（What）：回顾已制订好的护理计划、评估患者目前的情况，保证计划的内容科学、安全、符合患者情况。将护理措施进行组织，安排合理的顺序，以便提高护理工作效率。

（2）谁去做（Who）：将护理措施进行分类，确定由不同的人员去完成。

（3）怎样做（How）：实施护理计划需要哪些护理知识、护理技能及技巧、相应的仪器，充分考虑实施过程中可能发生的意外，做好应对。

（4）何时做（When）：护士应根据患者具体情况、需要以及治疗护理等多方面因素，选择合适的时机执行护理计划。

（5）何地做（Where）：选择适当的场所，充分考虑环境的安全、清洁、安静、舒适、美观，考虑患者的隐私保护，执行护理计划。

2.执行计划

在执行护理计划过程中，要充分发挥患者及其家属的积极性，与其他医护人员相互协调配合，熟练运用各项护理技术操作，同时密切观察执行计划后患者的反应及有无新的问题发生，并及时收集相关资料，以便能迅速、正确地处理新出现的健康问题。

3.护理记录

实施各项护理措施后，应及时、准确进行记录，也称护理病程记录或护理记录。

（1）记录目的：

①便于其他医护人员了解患者的健康问题及其进展情况。

②作为护理工作效果与质量检查的评价依据。

③为护理科研提供资料、数据。

④为处理医疗纠纷时提供依据。

（2）记录内容：

①在实施中护理记录的主要内容包括患者的健康问题及所采取的护理措施。

②实施护理措施后患者和家属的反应及护士观察到的效果。

③患者出现的新的健康问题与病情变化、所采取的临时性治疗、护理措施。

④患者身心需要及其满足情况等。

（3）记录格式：

①PIO格式：如表4-4所述。P：护理问题；I：护理措施；O：结果。

表4-4　护理记录（PIO格式）

姓名＿＿＿＿　　床号＿＿＿＿　　科别＿＿＿＿　　病室＿＿＿＿　　住院号＿＿＿＿

日期	时间	护理记录（PIO）	签名
8月10日	8：00	P：体温过高（39℃）：与肺部感染有关 I：①乙醇擦浴 ②头枕冰袋	刘英
8月10日	10：00	O：体温降至38℃	刘英

②SOAPIE格式。

S，主观资料（subjective data）：护理对象或家属所提供的资料。

O，客观资料（objective data）：对护理对象进行客观检查获得的资料，如生命体征、化验报告等。

A，评估（assessment）：护士对上述资料的分析、解释及对问题的判断。

P，计划（plan）：将要对护理对象实施的治疗和护理措施。

I，干预（intervention）：实际执行的护理措施。

E，评价（evaluation）：采取护理措施后的效果。

（二）实施方法

（1）分管护士直接为护理对象提供护理。

（2）与其他医护人员合作完成护理措施。

（3）指导护理对象及其家属共同参与护理活动。应注意了解患者及其家属的年龄、职业、文化程度和对改变目前状况的信心与态度；了解患者目前的健康状态和能力；掌握教育的内容与范围；采用适当的方法和通俗的语言，以取得良好效果。

二、注意事项

（一）体现整体性

护理活动的核心是整体的人，在实施过程中尽可能考虑患者生理、心理、社会等各方面的情况，如信仰、价值观、年龄、健康状况及环境等。

（二）以科学理论为依据

每一项护理措施都应该具有科学性，实施时应以科学知识和护理科研为依据。

（三）护士应保证护理措施的安全性、准确性

如有疑问，应向医师澄清后再执行。

（四）充分调动患者及其家属的积极性

鼓励其参与计划的制订与实施，以便提高工作效率，同时也利于建立良好的护患关系。

（五）体现灵活性

在实施过程中，应随时进行病情观察、随时评价，发现问题及时修改计划，而不能机械地按原计划执行，应灵活实施计划。

第六节　护理评价

护理评价是将实施护理计划后所得到的患者的健康状况的信息与预定的护理目标逐一对照，按评价标准对护士执行护理程序的效果、质量做出评定的过程。评价应贯穿于患者护理全过程。

一、评价方式

（1）医院质量控制委员会检查。

（2）护理查房。

（3）护士长与护理教师的检查、评价。

（4）护士自我评价。

二、评价内容

护理评价包括过程评价和效果评价两个方面。

（一）过程评价

过程评价是指对护理程序的各个步骤进行评价，检查护士进行护理活动的行为过程是否符合护理程序的要求。如护理病历质量、护理措施实施情况等。

（二）效果评价

这是评价中最重要的部分，核心内容是评价患者的行为和身心健康状况的改善是否达到预期结果或目标。

三、评价步骤

（一）收集资料

收集患者各方面的资料进行分析，列出执行护理措施后患者的反应。

（二）判断效果

将患者的反应与护理目标进行比较，衡量目标实现情况。目标实现的程度分为目标完全实现、目标部分实现和目标未实现。

（三）分析原因

对目标部分实现和目标未实现的原因进行分析、探讨。如收集的资料是否真实？护理诊断是否正确？护理目标是否切实可行？护理措施是否恰当？措施是否已执行？

（四）修订计划

对已实现的护理目标与解决的问题，可以停止原有的护理措施；对仍旧存在的健康问题，修正不适当的诊断、目标或措施；对出现的新问题，在重新收集资料的基础上做出新的诊断和制订新的目标与措施，进行新一循环的护理活动，使护理对象达到最佳的健康状态。

第七节　健康教育

健康是人类永远的追求和目标。WHO将实现"人人享有卫生保健"作为长期的重要战略目标。为了实现这个战略目标，要求各国政府根据本国的国情制定长期的健康政策，而健康教育是各国健康政策中的重要内容。护理工作者的重要职责之一是通过健康教育帮助公众树立健康意识，关注健康问题，使他们改变不良的生活习惯，建立有利于健康的行为，掌握自我保健的方法和技术，提高生活

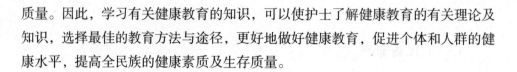
质量。因此，学习有关健康教育的知识，可以使护士了解健康教育的有关理论及知识，选择最佳的教育方法与途径，更好地做好健康教育，促进个体和人群的健康水平，提高全民族的健康素质及生存质量。

一、概述

健康教育是一项以提高全民健康水平为目的，通过传播健康知识和行为干预的手段，帮助个人、家庭和社会形成正确的健康认知，改变不良的生活习惯，养成良好的行为和生活方式的有计划的教育活动。

WHO卫生教育与评价委员会认为健康教育的目的是鼓励公众采取及维持健康的生活方式，自觉地选择及采取行动，应用现有的卫生资源，以改善其生活环境及健康状况。健康教育的目的归纳起来主要有以下3个方面。

（一）实现"人人享有卫生保健"的目标

健康教育是实现"人人享有卫生保健"的基本途径，联合国儿童基金会及世界银行在对发展中国家的卫生援助中也将健康教育作为一个重要的援助目标。

（二）提高人群自我保健意识和能力的需要

通过健康教育可以使公众了解和掌握自我保健意识，培养人们的健康责任感，促使他们改变不良的行为方式及生活习惯，建立良好的生活方式，提高个人的自我保健能力。同时，可以明确政府及社会对健康的责任，使公众更有效地维护自身的健康和生存环境，并做出有利于健康的选择。

（三）降低发病率和医疗费用

健康教育是一种经济有效地防治疾病的方法及手段。各国的健康教育实践充分证明，人们只要改变不良的行为方式及生活习惯，采取有益于健康的生活方式，能有效地降低疾病的发病率和死亡率，减少医疗费用。因此，健康教育不仅是保护和增进人的健康的重要措施，也对国家的社会进步和经济的持续发展具有重要作用。

二、护士在健康教育中的作用

健康教育的目的是鼓励公众采取和维持健康的生活方式，利用现有的卫生资源，改善其健康状况及生活环境。通过健康教育，帮助服务对象达到预防疾病、促进健康、维护健康和恢复健康是护士的重要职责。护士在健康教育中的作用包括以下几方面。

（一）帮助服务对象认识影响健康的因素

影响健康的因素多种多样。护士应帮助人们认识危害个体健康的环境因素及不良的行为和生活方式，根据个体、家庭和人群的具体情况，有针对性地教育人们保护环境，鼓励他们保持健康的生活方式和行为，提高人群的健康素质。

（二）帮助服务对象确定存在的健康问题

护理人员通过对个人、家庭、社区的全面评估，帮助服务对象认识其现存和潜在的问题，通过健康教育，帮助服务对象解决问题，恢复和保持健康。

（三）为服务对象提供有关健康的信息

护理人员应根据人群的不同特点和需要，为其提供有关预防疾病、促进健康的信息。将健康知识传播给公众，唤起人们对自己及社会的健康责任感，使其投入卫生保健活动中，以提高公众的健康水平。

（四）指导服务对象采纳健康行为

护士为服务对象提供有关卫生保健的知识和技能，帮助他们解决自身的健康问题，从而提高人群自我保健能力。如教会妇女乳房自我检查的方法，教育儿童如何预防近视和进行正确的刷牙，或为中老年人举办健康生活讲座等。

（五）协调健康教育各相关部门之间的关系

健康教育的实施需要多部门之间的通力合作，如制定卫生政策的管理部门、加强社区行动的社区组织、提供健康教育的医疗机构等。为了健康教育工作的有效开展，护理人员应明确自身作为各组织和团体之间的联络员角色，在不同层次的相关人员之间促进合作和反馈，应用各种方法尽量减少矛盾和冲突。

（六）开展健康教育的研究

健康教育在我国还是一门非常年轻的学科，需要不断地完善及提高。护理人员既可以开展有关健康教育对象健康需求方面的调查研究，又可以从事不同人群、不同地域等方面健康教育方法与手段的研究，还可以将研究重点放在健康教育效果的评价方面。健康教育的系统性和复杂性为护理人员提供了广泛的研究领域，也对其今后的工作提出了巨大的挑战。

三、健康教育的原则

（一）科学性

健康教育内容的科学、正确、翔实是达到健康教育目的的首要环节。教育的内容必须有科学依据，并注意应用新的科学研究结果，及时摒弃陈旧过时的内容，引用的数据要可靠无误，举例应实事求是。缺乏科学的教学内容和方法往往起到适得其反的效果。

（二）可行性

健康教育必须建立在符合当地的经济、社会、文化及风俗习惯的基础上，否则难以达到预期的目的。改变人的行为和生活方式不能简单依靠说教或个人良好愿望实现。许多不良行为或生活方式受社会习俗、文化背景、经济条件、卫生服务等影响，如居住条件、饮食习惯、工作条件、市场供应、社会规范、环境状况等。因此，健康教育必须考虑到以上的制约因素，以促进健康教育目的的实现。

（三）规律性

健康教育要按照不同人群的认知、思维和记忆规律，由简到繁、由浅入深、从具体到抽象地进行。在安排教育活动时，注意每次学习活动应该建立在上一次学习的基础之上，一次的教学内容不宜安排过多，逐渐积累才能达到良好的教育效果。

（四）针对性

健康教育对象的年龄、性别、健康状况、个性、嗜好、学习能力等千差万别，对卫生保健知识的需求也不尽相同。因此，在实施健康教育计划之前，应全面评估学习对象的学习需要，了解学习对象需要了解和掌握的知识，并在此基础上制订出有效可行的健康教育计划。在实施健康教育时，除了根据教育目标选择不同的教育策略外，还应根据不同人群的特点，采取不同的教育方法，设计与年龄、性别、爱好、文化背景相适宜的教学活动。如老年人由于记忆力减退，听力、视力也有不同程度降低，所以在教学时应注意加强重复、强化。此外，注意及时收集健康教育的反馈信息，根据反馈及时调整教学目标和方法。

第五章　常用护理技术操作

第一节　医务人员手卫生

各项诊疗、护理操作中，医务人员的手经常接触患者和污染物品，因此应做好个人防护，需进行洗手和手的消毒，防止将病菌传给自身或带出病房；同时防止将病菌传给病房内的易感者。手卫生作为控制医院感染的重要措施，正在全球范围内引起广泛重视。

一、概述

（一）基本概念

手卫生是医务人员洗手、卫生手消毒和外科手消毒的总称。

1.洗手

指医务人员用肥皂（或皂液）和流动水洗手，去除手部皮肤污垢、碎屑和部分致病菌的过程。

2.卫生手消毒

指医务人员用速干手消毒剂揉搓双手，以减少手部暂居菌的过程。

3.外科手消毒

指外科手术前医务人员用肥皂（或皂液）和流动水洗手，再用手消毒剂清除或者杀灭手部暂居菌和减少常居菌的过程。使用的手消毒剂可具有持续抗菌活性。

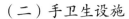

（二）手卫生设施

手卫生设施是用于洗手与手消毒的设施，包括洗手池、水龙头、流动水、清洁剂、干手用品、速干手消毒剂等。

（三）手卫生的管理

医院应加强手卫生的规范化管理，制定相应的管理制度，定期开展培训，提高医务人员手卫生的依从性，做好监督指导和监测。

二、洗手技术

医务人员的手经常直接或间接与污染物品或患者接触，通过接触传播方式将病原微生物传递给易感宿主，容易引起医院感染。有效的洗手可以清除手上99%以上的各种暂住菌，切断通过手传播细菌的途径。

（一）目的

清除手上的污垢和大部分暂住菌，切断通过手传播感染的途径，以保护患者或医务人员。

（二）评估

医务人员在下列情况下须洗手：①直接接触每个患者前后；从同一患者身体的污染部位移动到清洁部位时；②接触患者黏膜、破损皮肤或伤口前后；接触患者的血液、体液、分泌物、排泄物及伤口敷料等之后；③穿脱隔离衣前后，脱手套后；④接触患者周围环境及物品后；⑤进行无菌操作及接触清洁、无菌物品前；⑥处理药物或配餐前。

（三）计划

1.护士准备
衣帽整洁，修剪指甲，取下手表，卷袖过肘。
2.用物准备
流动水洗手设备、清洁剂（如洗手液）、干手物品（擦手纸或干手机），或直接备速干手消毒剂。

3.环境准备

操作环境清洁、宽敞。

（四）实施

操作步骤见表5-1。

表5-1　洗手技术的步骤

	操作步骤	要点与说明
1.准备	打开水龙头，调节水流	·水龙头最好是感应式或脚踏式；水流不可过大
2.湿手	冲湿双手，关上水龙头	
3.涂剂	取清洁剂涂抹双手	
4.洗手	按顺序揉搓双手、手腕及腕上10cm，通常用七步洗手法：①掌心相对，手指并拢相互揉搓；②手心对手背相互揉搓，两手交替；③掌心相对，双手交叉指缝相互揉搓；④手指弯曲，在另一手掌心旋转揉搓，两手交替；⑤一手握另一手大拇指旋转揉搓，两手交替；⑥五个手指尖并拢在另一手掌心旋转揉搓，两手交替；⑦回旋揉搓手腕及腕上10cm，交换进行	·双手揉搓时间至少15秒
5.冲手	打开水龙头用流水冲净双手，关上水龙头	·冲洗双手时注意指尖向下 ·关闭水龙头时手不可触及水龙头，如没有感应式或脚控式开关，用避污纸关上水龙头
6.干手	用擦手纸擦干或干手机烘干双手	

（五）评价

遵循七步洗手法，手的每个部位都清洗干净，做到有效洗手。

（六）注意事项

（1）做到正确有效洗手，手的各部位洗净，特别是指尖、指缝、指关节等处。

（2）水温适当，水流不要过大，以免溅出。

（3）当手部有血液或其他体液等肉眼可见的污染时，应用清洁剂和流动水洗手；手部没有肉眼可见的污染时，可使用速干手消毒剂消毒双手代替洗手，揉搓方法与洗手相同。临床上要求医护人员接触不同患者时（如病房集体注射或输液）均要应用速干手消毒剂涂擦双手，避免交叉感染，在ICU每个床单位均配备快速消毒洗手液。

三、卫生手消毒

医务人员在护理感染患者或接触污染物品后，仅仅洗手是不能达到要求的，还须再进行手的消毒，以达到预防交叉感染的目的。

（一）目的

清除致病微生物，预防交叉感染；避免污染无菌物品和清洁物品。

（二）评估

评估医务人员手部污染的情况，考虑是否要卫生手消毒。医务人员在下列情况下须进行卫生手消毒。

（1）接触患者的血液、体液和分泌物后及被传染性致病微生物污染的物品后。

（2）直接为传染性患者进行检查、治疗、护理后或处理传染病患者污物后。

（三）计划

1.护士准备

衣帽整洁，剪指甲，取下手表，卷袖过肘，洗手。

2.用物准备

流动水洗手设备、清洁剂（洗手液）、干手物品（擦手纸或干手机）、速干手消毒剂。

3.环境准备

操作环境清洁、宽敞。

（四）实施

操作步骤见表5-2。

表5-2　卫生手消毒的步骤

	操作步骤	要点与说明
1.洗手	按洗手步骤洗手并保持手干燥	·洗手方法符合要求
2.涂剂	取速干手消毒剂于掌心，涂抹双手	
3.揉搓	按照洗手的步骤揉搓双手，直至手部干燥	·揉搓时保证手消毒剂完全覆盖手部皮肤，至少持续15秒

（五）评价

手的每个部位覆盖消毒剂，揉搓方法正确。

（六）注意事项

（1）消毒手前先洗手并保持手部的干燥。

（2）消毒剂揉搓时方法正确，手的每个部位覆盖消毒剂，保证消毒效果。

四、外科手消毒

为减少手术过程引起医院感染，医务人员外科手术前必须先洗手再进行外科手消毒。

（一）目的

清除指甲、手部、前臂的污物和暂居菌，将常居菌减少到最低程度。

（二）计划

1.护士准备

衣帽整洁，剪指甲，取下手表及手部饰物，卷袖过肘。

2.用物准备

流动水洗手设备、清洁剂、手消毒剂、干手物品（擦手纸或干手机）、计时装置、洗手流程及说明图等。

3.环境准备

操作环境清洁、宽敞。

（三）实施

操作步骤见表5-3。

表5-3　外科手消毒的步骤

操作步骤	要点与说明
1.洗手：调节水流，湿润双手，取清洁剂揉搓并刷洗双手、前臂和上臂下1/3	·使用毛刷清洁指甲下的污垢和手部皮肤的皱襞处 ·揉搓用品应每人使用后消毒或一次性使用
2.冲净：流动水冲洗双手、前臂和上臂下1/3	·始终保持双手位于胸前并高于肘部，水从手部流向前臂、肘部
3.干手：使用干手物品擦干双手、前臂和上臂下1/3	
4.消毒	
▲免冲洗手消毒法	
（1）涂剂：取适量的免冲洗手消毒剂涂抹于双手每个部位、前臂和上臂下1/3	·手消毒剂的取液量、揉搓时间及使用方法遵循产品的使用说明
（2）揉搓至干：认真揉搓至消毒剂干燥	
▲冲洗手消毒法	
（1）涂剂：取适量的手消毒剂涂抹于双手每个部位、前臂和上臂下1/3	·手消毒剂的取液量、揉搓时间及使用方法遵循产品的使用说明
（2）揉搓认真揉搓2～6分钟	
（3）冲净：流水冲净双手、前臂和上臂下1/3	·水从手部流向前臂、肘部
（4）擦干：无菌巾按序擦干双手、前臂和上臂下1/3	·无菌巾擦干顺序：手部、前臂、上臂下1/3

（四）评价

手消毒的流程及方法正确，达到外科手消毒的要求。

（五）注意事项

（1）外科手消毒前应先洗手。

（2）不同患者手术之间、手套破损或手被污染时，应重新进行外科手消毒。

（3）在整个手消毒过程中始终保持双手位于胸前并高于肘部。

（4）流水冲洗、涂抹及揉搓消毒剂、无菌巾擦干等应从手部开始，再向前臂、上臂下1/3进行。

第二节　无菌技术

无菌技术是保持无菌物品不被污染、防止病原微生物侵入或传播给他人的一系列操作，是预防医院感染的基本而重要的操作技术，医护人员应树立无菌观念，严格遵守无菌操作原则，熟练掌握无菌操作技术，以确保患者安全，防止医源性感染。

一、概述

（一）有关概念

1.无菌技术

指在医疗、护理操作过程中，防止一切微生物侵入人体和防止无菌物品、无菌区域被污染的技术。

2.无菌物品

指经过物理或化学方法灭菌后保持无菌状态的物品。

3.无菌区

指经过灭菌处理且未被污染的区域。

4.非无菌区域

指未经灭菌处理，或虽经灭菌处理但又被污染的区域。

5.非无菌物品

指未经灭菌处理，或虽经灭菌处理后又被污染的物品。

（二）无菌技术操作原则

1.操作环境清洁、宽敞

操作室应定期消毒，无菌操作前半小时停止清扫，减少人员走动，以避免尘埃飞扬；操作台清洁、干燥、平坦，物品布局合理。

2.工作人员仪表符合要求

无菌操作前，工作人员着装整洁，修剪指甲，洗手，戴口罩，必要时穿无菌衣（如手术时）、戴无菌手套。

3.无菌物品管理有序

无菌物品和非无菌物品应分开放置。无菌物品必须存放于无菌包或无菌容器内，不可过久地暴露在空气中；无菌包外或无菌容器外注明物品名称、灭菌日期；无菌物品按有效期先后顺序排放，必须在有效期内使用，无菌物品一经使用或过期应重新进行灭菌处理。各种包装的有效期不同：纺织品材料包装的有效期一般为7～14天，医用一次性纸包装的无菌物品有效期为1个月，医用无纺布包装的无菌物品有效期为6个月，由医疗器械厂家生产提供的一次性无菌物品有效期遵循包装上标识的有效期。

4.无菌操作规范

无菌操作中加强无菌观念：操作者身体应与无菌区保持一定距离，操作时面向无菌区，但不可面对无菌区谈笑、咳嗽、打喷嚏；取无菌物品时须用无菌持物钳（镊），手不可触及无菌物品或跨越无菌区域，手臂应保持在腰部或治疗台面以上；无菌物品一经取出若未使用，也不可放回无菌包或无菌容器内；无菌物品疑有污染或已被污染则不得使用，须重新灭菌方可使用；一套无菌物品只供一位患者使用，以防交叉感染。

二、无菌技术基本操作方法

（一）无菌持物钳（镊）使用法

1.无菌持物钳（镊）的类别

临床常用的持物钳（镊）有卵圆钳，三叉钳和长、短镊子。

（1）卵圆钳：下端有两个卵圆形小环，可用以夹取刀、剪、钳、镊、治疗碗及弯盘等。由于两环平行紧贴，不能持重物。

（2）三叉钳：下端呈三叉形，并向内弯曲。通常用以夹取盆、盒、瓶、罐、骨科器械等较重或较大的无菌物品。

（3）镊子：适用于夹取棉球、棉签、针头、缝针、纱布等小物品。

2.无菌持物钳（镊）的存放

无菌持物钳（镊）从无菌包中取出后存放于无菌容器内，每个容器只能放1把无菌持物钳（镊），有干式保存法和湿式保存法：①干式保存法：即用无菌干罐保存无菌持物钳（镊），使用时开包，4小时更换1次，第1次使用时应在容器上记录打开日期、时间并签名。因干式保存法无消毒液残留，使用方便，故目前临床上主要使用干式保存法。②湿式保存法：指将无菌持物钳（镊）浸泡在盛有消毒液的容器中。消毒液面需浸泡持物钳轴节以上2～3cm或镊子长度的1/2，浸泡时轴节需松开。无菌持物钳和浸泡容器每周清洁、灭菌2次，同时更换消毒液。使用频率高的科室如门诊换药室需每日清洁、灭菌。

3.目的

用于取放和传递无菌物品，保持无菌物品的无菌状态。

4.计划

（1）护士准备：衣帽整洁，修剪指甲，洗手，戴口罩。

（2）用物准备：无菌持物钳（镊）、盛放无菌持物钳（镊）的容器。

（3）环境准备：操作环境清洁、宽敞，符合无菌操作原则要求。

5.实施

操作步骤见表5-4。

表5-4　无菌持物钳使用法操作步骤

	操作步骤	要点与说明
1.检查	查对名称、有效日期、灭菌标识	·确认在有效期内
2.开盖	打开无菌持物钳的容器盖	·不可未开盖就从盖孔中取钳
3.取钳	手持无菌持物钳上1/3，将钳移至容器中央，闭合钳端，垂直取出	·无菌持物钳不可触及容器口边缘。如为消毒液保存，使用时也不可触及液面以上的容器内壁
4.使用	就近夹取无菌物品，使用时保持钳端向下	·无菌持物钳不可倒转向上
5.放钳	将钳端闭合，垂直放回容器	·使用后立即放回容器，不可在空气中暴露过久
6.关闭容器盖		

6.评价

严格执行操作规程，无菌持物钳取放合理，使用过程中未被污染。

7.注意事项

（1）取放无菌持物钳（镊）时，钳端闭合，不可触及容器口边缘。

（2）使用时保持钳端向下，不可倒转向上，用后立即放回容器。

（3）如取远处无菌物品时，无菌持物钳（镊）应连同容器移至无菌物品旁使用，避免暴露在空气中过久和污染。

（4）无菌持物钳（镊）只能用于夹取无菌物品，不能触碰未经灭菌的物品，也不可用于换药或消毒皮肤。不可用无菌持物钳夹取油纱布，防止油粘于钳端而影响消毒效果。

（5）无菌持物钳（镊）如被污染或可疑污染时，应重新消毒灭菌。

（二）无菌容器使用法

1.目的

用于盛放无菌物品并保持其无菌状态。

2.计划

（1）护士准备：衣帽整洁，修剪指甲，洗手，戴口罩。

（2）用物准备

①无菌持物钳（镊）及其盛放的容器。

②盛有无菌物品（无菌器械、纱布、棉球等）的无菌容器（无菌罐、盒等）。

（3）环境准备：操作环境清洁、宽敞，符合无菌操作原则要求。

3.实施

操作步骤见表5-5。

表5-5　无菌容器使用法操作步骤

操作步骤	要点与说明
1.检查：查对无菌容器和无菌持物钳的名称、有效期、灭菌标识	·确认在有效期内 ·第1次使用，应记录开启日期、时间并签名
2.开盖：打开无菌容器盖，平移离开容器，内面向上放于桌面上或拿在手中	·手不可触及盖的边缘和内面
3.取物：打开无菌持物钳容器盖，用无菌持物钳夹取无菌物品	·无菌持物钳及无菌物品不可触及容器口边缘
4.关盖：立即盖上无菌容器盖	·无菌物品不可在空气中暴露过久
5.手持无菌容器（如治疗碗）时，应托住容器底部	·手不可触及容器边缘及内面

4.评价

严格执行操作规程，无菌物品取出过程中未被污染。

5.注意事项

（1）打开无菌容器盖时，手指不可触及无菌容器的内面及边缘。

（2）从无菌容器内取出的物品，即使未用也不可再放回无菌容器内。

（3）无菌容器应定期消毒灭菌，无菌容器一经打开有效期为24小时。

（三）无菌包使用法

无菌包内存放无菌物品，以保持无菌状态。无菌包布多用质厚、未脱脂的双层纯棉布，目前临床上也使用一次性的无纺包布。

无菌包灭菌前按要求包扎：将待灭菌的物品放于中央，用包布一角盖住，左右两角分别盖上，并将两角角尖向外翻折，盖上最后一角，用系带十字包扎或用化学指示胶带粘牢。贴上标签，标签上注明包内物品名称、灭菌日期。灭菌后包布内面为无菌面，外面为污染面。

1.目的

用无菌包包裹无菌物品，以保持物品的无菌状态。

2.计划

（1）护士准备：衣帽整洁，修剪指甲，洗手，戴口罩。

（2）用物准备。

①无菌持物钳（镊）及其盛放的容器。

②无菌包（包内放无菌器械、敷料、无菌治疗巾等）。

（3）环境准备：操作环境清洁、宽敞，符合无菌操作原则要求。

3.实施

操作步骤见表5-6。

表5-6 无菌包使用法操作步骤

要点与说明	操作步骤
1.检查：检查无菌包和无菌持物钳的名称、灭菌日期、有效期、灭菌指示带，包装干燥、无破损	·确认在有效期内，如有潮湿破损不可使用，一次性无菌包如有漏气则不可使用
2.开包：无菌包置于清洁、干燥、平坦处，解开系带卷放在包布下，或撕开粘贴的胶带，手指捏住包布四角的外面，逐层打开无菌包	·手不可触及无菌包的内面 ·不可跨越无菌面
3.取物：打开无菌持物钳容器盖，用无菌持物钳夹取无菌物品，放入准备好的无菌区域内，放回无菌持物钳，关闭容器盖	·如无菌物品一次取完，可将包托在手上，另一手打开包布并抓住四角，将无菌物品稳妥地投入无菌区域内，将包布折叠放好
4.回包：将包布按原折痕包好，系带"一"字形包扎或用胶粘贴好	·有效期为24小时
5.记录：注明开包日期及时间	

4.评价

严格执行无菌操作规程，无菌物品取出过程中未被污染，包内剩余物品未被污染。

5.注意事项

（1）无菌包应定期灭菌，如超过有效期、不慎污染包内物品或包布被浸湿，则不能使用，需重新灭菌。

（2）打开无菌包时手只能接触包布四角的外面，不可触及包布内面，包布不可垂于操作台下。

（3）取物时不可跨越无菌面。

（4）包内物品1次未用完，则按原折痕包好，注明开包日期和时间，有效期为24小时。

（四）铺无菌盘法

无菌盘是将无菌治疗巾铺在清洁、干燥的治疗盘内，形成无菌区，放置无菌物品以供无菌操作使用。无菌治疗巾的折叠方法：①横折法：治疗巾横折后纵折，再重复一次。②纵折法：治疗巾两次纵折，再横折两次，开口边向外。

1.目的

在治疗盘内形成无菌区域以放置无菌物品，供治疗和护理使用。

2.计划

（1）护士准备：衣帽整洁，修剪指甲，洗手，戴口罩。

（2）用物准备

①无菌持物钳（镊）及其盛放的容器。

②无菌包（包内放无菌治疗巾）、治疗盘。

（3）环境准备：操作环境清洁、宽敞，符合无菌操作原则要求。

3.实施

操作步骤见表5-7。

表5-7　铺无菌盘法操作步骤

操作步骤	要点与说明
1.检查：检查无菌包和无菌持物钳的名称、灭菌日期、有效期、灭菌指示带，包布无潮湿、破损	·确认在有效期内，包布潮湿、破损不可使用，一次性无菌包检查包装无漏气
2.取巾：打开无菌包，用无菌持物钳取出一块治疗巾放在治疗盘内	·手不可触及无菌包的内面 ·不可跨越无菌区
3.铺盘	

操作步骤	要点与说明
▲双层底铺盘法	
（1）铺巾：双手捏住无菌巾一边外面两角，轻轻抖开，由远到近，三折成双层底，将上层无菌巾向远端扇形折叠，开口边向外	·手不可触及无菌巾内面及跨越无菌面
（2）放物：放入无菌物品	
（3）折叠：拉平上层盖于物品上，边缘对齐	
▲单层底铺盘法	
（1）铺巾：双手捏住无菌巾一边外面两角，轻轻抖开，双折铺于治疗盘上，将上层无菌巾向远端扇形折叠，开口边向外	·手不可触及无菌巾的内面及跨越无菌面
（2）放物：放入无菌物品	·手可在无菌巾外调整无菌物品的位置
（3）折叠：拉平扇形折叠层盖于物品上，上下边缘对齐，将开口处向上折两次，两侧边缘分别向下折1次	
4.记录：注明铺盘日期、时间、内容物并签名	·有效期为4小时

4.评价

严格执行无菌操作规程，无菌盘内面为无菌区域，无菌物品未被污染。

5.注意事项

（1）将无菌治疗巾铺在清洁、干燥的治疗盘内，避免无菌巾潮湿。

（2）铺盘时身体与无菌盘保持一定的距离，手不可触及无菌巾内面，不可跨越无菌区。

（3）铺好的无菌盘有效期不超过4小时。

第三节　灌肠术

一、目的

（1）刺激肠蠕动，软化和清除粪便，排除肠胀气，减轻腹胀。

（2）清洁肠道，为手术、检查或分娩前做准备。

（3）稀释和清洁肠道内有害物质，减轻中毒。

（4）灌入低温溶液为高热患者降温。

二、用物准备

灌肠筒一套，肛管，弯盘，止血钳，润滑液，棉签，卫生纸，橡胶单，治疗巾，便盆、输液架、水温计等。溶液：39～42℃清水、0.9%氯化钠溶液、0.5%～1%肥皂水。

三、评估

（1）患者病情、神志、合作程度、肢体活动情况、肛周皮肤完整性等。

（2）病室温度。

四、操作步骤及要点

见表5-8。

表5-8　大量不保留灌肠法操作步骤及要点

操作步骤	要点
1.护士六步洗手法洗手，戴口罩	
2.根据医嘱准备用物	·肝昏迷患者禁用肥皂水灌肠，以减少氨的产生和吸收，加重肝昏迷。妊娠、急腹症、消化道出血患者不宜进行大量不保留灌肠。降温可用28～32℃液体，中暑患者用4℃ 0.9%氯化钠溶液 ·用量：成人为500～1000mL、小儿为200～500mL
3.以止血钳夹闭灌肠筒胶管，配制灌肠液于灌肠筒内，用玻璃棒搅拌，测试液体温度	
4.备齐用物推至患者床前	
5.核对床号，呼患者全名；向患者解释操作目的和注意事项	
6.关闭门窗，用屏风遮挡患者	
7.协助患者左侧或右侧卧位，不能自行控制排便的患者，可取仰卧位，置便盆于臀下并抬高床头（<30°），用橡胶单及治疗巾保护床铺	
8.灌肠筒挂于输液架上，调节输液架高度使筒底距肛门为45～60cm	
9.左手戴一次性手套，将肛管与灌肠管玻璃接头相连，排净管内空气并夹闭，涂润滑剂于肛管前端，左手垫卫生纸分开臀部，暴露肛门。右手持肛管向肚脐方向缓慢插入直肠10～15cm	·插入时如遇到阻力，可先灌入少量液体，然后轻轻拔出少许肛管，转动一下再行插入
10.左手顺势固定肛管，右手打开止血钳，使液体在5～10分钟内缓缓灌入；如患者有便意，可嘱患者张口作深吸气，同时放低灌肠筒，减慢灌肠液速度	·灌肠过程中，应密切观察溶液流入情况，若筒内液面停止下降，溶液流入受阻，可能由于肛管孔被小粪块阻塞，稍移动肛管常可冲开粪块使溶液继续流动 ·灌肠过程中注意观察患者的病情变化，如发现脉速、面色苍白、出冷汗、剧烈腹痛、心悸气急时，应立即停止灌肠并与医师联系，采取急救措施
11.待液体将要流尽时，以止血钳夹闭肛管，左手用卫生纸包住肛管，右手将肛管拔出后置于弯盘内，嘱患者尽量保留5～10分钟，为行动不便的患者放好便器并备好卫生纸	

操作步骤	要点
12.脱去手套,撤去橡胶单、治疗巾,协助患者穿好裤子,使其舒适	
13.开窗,整理床单位	
14.七步洗手法洗手,签字、记录	·灌肠后应将灌肠液体的名称、量、有无异常情况详细记录

五、健康教育

（1）告知患者及家属灌肠液体的名称、作用。

（2）如患者有便意,可嘱患者张口作深吸气。

（3）灌肠完毕嘱患者尽量保留5～10分钟。

（4）告知患者如有不适及时告诉护士。

第四节　鼻饲法

一、目的

对不能从口进食的患者,从胃管内灌注流质食物,保证患者摄入足够的营养、水分和药物。

二、用物准备

治疗车、鼻饲管、无菌治疗巾、弯盘、纱布、注射器、棉签、液状石蜡、压舌板、胶布、别针、手套、听诊器、温开水、鼻饲饮食、免洗手消毒液。

三、评估

（1）患者病情、年龄、意识状态、自理及合作程度。

（2）患者鼻腔黏膜有无肿胀，鼻中隔有无偏曲等情况。

（3）病室环境，安全整洁。

四、操作步骤及要点

见表5-9。

表5-9　鼻饲法操作步骤及要点

操作步骤	要点
1.插管过程详见胃肠减压法	
2.鼻饲 （1）护士七步洗手法洗手，戴口罩 （2）准备用物 （3）携用物至患者床旁，核对并解释 （4）核对医嘱，检查胃管是否在胃内，用20mL温开水脉冲式冲洗胃管，然后注入鼻饲液 （5）适量注入，不超过200mL/次，温度适宜，38～40℃ （6）操作中注意观察患者反应 （7）喂完再注入20～40mL温开水脉冲式冲洗管腔，正确处理并固定胃管末端。鼻饲后维持原卧位20～30分钟	·床旁评估，查对腕带或床头卡上的床号、姓名、住院号是否正确。每天检查胃管插入的深度，鼻饲前检查胃管是否在胃内并检查患者有无胃潴留，胃内容物超过150mL时，应当通知医师减量或暂停鼻饲 ·患者出现恶心、呕吐等应暂停鼻饲
3.拔管 （1）核对患者，解释 （2）戴手套，弯盘置于患者颌下，胃管末端放弯盘内，撕下胶布，嘱患者深呼吸，一手拿纱布，另一手将胃管在患者呼气时拔出，到咽喉处快速拔出 （3）为患者清洁鼻腔和面部 （4）协助患者舒适体位	·拔管至咽喉部时应快速拔出，避免刺激咽喉部引起患者恶心等不适
4.整理用物后七步洗手法洗手、记录	·注意操作后再次核对患者信息

五、健康教育

（1）告知患者或家属勿压迫或牵拉鼻饲管，避免打折或脱出。

（2）嘱家属和患者鼻饲前后均用温水冲洗鼻饲管，避免管路阻塞。

（3）给患者鼻饲混合流食应间接加温以免蛋白凝固。

（4）告知患者如有不适及时告诉护士。

第五节　轴线翻身法

一、目的

（1）协助脊椎损伤或手术患者改变卧位，保持脊椎平直，避免再度受伤。

（2）预防压疮。

（3）增进患者舒适。

二、用物准备

枕头。

三、评估

（1）患者一般状况、合作程度、肢体活动情况等。

（2）观察患者伤口情况、管路情况。

（3）病室环境，安全整洁。

四、操作步骤及要点

见表5-10。

表5-10　轴线翻身法操作步骤及要点

操作步骤	要点
1.备齐用物，携至患者床旁	
2.向患者解释操作目的及方法，取得配合	·若为颈椎手术患者则先去除固定沙袋
3.移去枕头	
4.两名护理人员站在患者将转向的对侧床旁，将患者近侧的手臂放置头侧，远侧的手臂置于胸前	
5.护理人员的双脚前后分开，一位护理人员双手分别置于患者远侧的肩膀与腰背部，另一位护理人员双手分别置于患者远侧的髋部及股部	
6.一名护理人员喊口令，两名护理人员动作一致地以整个患者为单位，将患者转向护理人员	·所有护理人员动作须一致，保持患者脊椎平直；翻身角度不超过60°
7.如为颈椎损伤时，需第三名护理人员固定患者的头部，并喊口令，沿纵轴向上略加牵引，使头、颈随躯干一起缓慢移动	
8.调整患者姿势至舒适卧位 （1）将枕头纵向放在患者背部以支撑患者，保持脊椎平直 （2）协助患者垫枕 （3）患者双膝之间设置一枕头 （4）胸腹部放一枕头，手及手臂放于枕上	·若为颈椎手术患者须妥善放置固定沙袋，如有导管妥善固定
9.整理病床单位	
10.检查呼叫系统，确定安全可用，置于患者手侧	
11.七步洗手法洗手	
12.记录翻身时间、卧位及皮肤情况	

五、健康教育

（1）告知患者或家属不要自行改变体位。

（2）向患者及家属讲解适度的活动、正确的卧姿可避免并发症的发生。

（3）告知患者如有不适及时告诉护士。

第六节　患者搬运法

一、目的

运送不能起床的患者入院、做各种检查、手术或转运病室，避免患者受到二次伤害，保证患者安全。

二、用物准备

性能完好的平车、毛毯或棉被、枕头、手消毒液、乳胶手套，必要时备中单。

三、评估

（1）患者的意识状态、肢体肌力、配合能力。
（2）了解患者有无约束、各种管路情况。
（3）根据病情、人员及物品情况选择搬运方法。
（4）对清醒患者解释操作目的，取得配合。

四、操作步骤及要点

见表5-11。

表5-11　搬运技术操作步骤及要点

操作步骤	要点
1.核对患者信息	·核对患者床号、姓名、住院号
2.妥善放置各种导管，避免移动中滑落，松开盖被，协助患者整理好衣物。	·搬运时管道避免受压或液体反流
3.移开床旁椅，床向外移出、固定	·使床头能容纳一人的距离

续表

操作步骤	要点
4.根据患者的活动能力不同选择移动的方法 （1）挪动法（适用于病情许可，能床上活动的患者） ①推平车至患者床旁，与床平行、靠紧，并将制动闸制动；②协助患者将上身、臀部、下肢依次向平车移动	·在搬运过程中保证输液和各种引流的通畅，特殊引流管可先行夹闭，防止牵拉、脱出
（2）一人法（适用于患儿或体重较轻的患者） ①将平车推至患者同侧床尾，使平车头端与床尾呈钝角，将制动闸制动；②协助患者屈膝，一臂自患者腋下伸至肩部外侧，一臂伸入患者腿下，协助患者移至床旁；③将患者双臂交叉于搬运者颈后，托起患者移步转身，将患者轻放于平车上	·搬运者在一侧抵住平车，防止平车移动
（3）二人法（适用于病情较轻，但不能自主活动或体重较重的患者） ①将平车推至患者同侧床尾，使平车头端与床尾呈钝角，将制动闸制动；②两名护理人员站于病床同侧，将患者移至床边；③一名护理人员一手托住患者颈肩部，另一手托住腰部；④另一名护理人员一手托住患者臀部，另一手托住患者腘窝处，使患者身体稍向护士倾斜；⑤两名护理人员同时合力抬起患者，先把患者移向护理人员近侧，再移步转向平车，将患者轻放于平车上	·搬运过程中注意询问患者的感受；搬运过程中保证患者安全
（4）三人法（适用于病情较轻，但不能自主活动或体重较重的患者） ①将平车推至患者同侧床尾，使平车头端与床尾呈钝角，将制动闸制动；②三人站于病床同侧，将患者移至床边；③一名护理人员一手托住患者颈肩部，另一手托住患者肩胛部；④另一名护理人员一手托住患者背部，另一手托住患者臀部；⑤第三名护理人员一手托住患者腘窝处，另一手托住小腿处；⑥由一人发令，三人同时抬起，使患者身体稍向护理人员倾斜，再把患者移向护理人员近侧，同时移步转向平车，将患者轻放于平车上	·搬运过程中注意观察患者反应，同时注意节力原则
（5）四人法（适用于病情危重颈、腰椎骨折的患者） ①推平车与床平行并靠紧，将制动闸制动；②在患者腰臀下铺中单，将患者双手置于胸前；③一名护理人员站于床头，托住患者头及颈肩部；④另一名护理人员站于床尾，托住患者双腿；⑤余两名护理人员分别站于床及平车两侧，紧握中单四角；⑥四人合力抬起患者轻放于平车上	·搬运过程中指导患者双上肢置于胸前，保证脊柱在同一直线上

续表

操作步骤	要点
5.协助患者取舒适卧位，以盖被包裹患者，拉起护栏	
6.整理床单位，还原床旁桌椅	
7.松开平车制动闸，推患者至目的地	

第六章　常见症状的护理

第一节　谵妄

谵妄是一种重要的常见老年综合征，有多种原因，临床表现多样。来医院就诊的老年患者中10%～30%患有谵妄（急性意识混乱），住院患者中还会有10%～30%新发谵妄。一部分谵妄的病因是致命性的，如果未能及时发现和处理，会增加其发病率和病死率，所以必须得到重视。认知功能受损患者的脑功能储备差，更容易发生谵妄。低年资医师看到老年患者伴有急性意识混乱、意识水平波动或无法保持注意力时，尤需警惕谵妄的可能。

一、识别

在谵妄的诊疗流程中，最为重要的第一步是识别。

谵妄的病情具有波动性且临床表现多样，常常导致漏诊。活动减少（如淡漠、嗜睡或精神运动减少）可能会被误诊为阿尔茨海默病或抑郁，或简单地被误认为入眠而被忽略。

谵妄评定方法（CAM）是一种有效的筛查工具，有以下情况需考虑谵妄。

（1）急性发作，病程波动。

（2）注意力不能集中。

（3）思维混乱。

（4）意识状态改变。

具备前两项，加后两项中的任何一项，诊断就可以成立。

二、评估

评估谵妄时需要采用以问题为导向的方法来采集病史，安排检查。寻找病因尤其重要，尽管有时难以做到。建议从以下方面进行问诊和检查：药物、感染、肠道/膀胱问题、手术后相关医疗问题、代谢及电解质紊乱等，这些是引起谵妄的主要原因。还要注意谵妄的原因往往有多种而非单一因素，例如，一位患者同时有肺炎、心力衰竭、贫血和便秘，需要全面评估。

三、治疗

（一）预防

（1）老年人避免使用可能导致谵妄的药物。

（2）避免制动措施（如静脉输液，留置导管），一旦达到治疗目的后应立即去除。

（3）避免术后低氧血症、贫血、水和电解质紊乱。

（4）停用苯二氮䓬类药物或戒酒时，应逐渐减量，避免戒断反应。

（二）去除基本病因

（1）支持性照料。

（2）提供记忆提示，如挂钟、日历、家庭相片。

（3）不要频繁变更床的位置。

（4）清醒时室内良好照明。

（5）提供熟悉的护士并鼓励家属来访。

（6）鼓励佩戴合适的眼镜和助听器。

（三）药物干预

只有在患者可能会伤害自己或他人，且非药物性干预无效时，才会使用药物治疗。氟哌利多醇0.5~2mg，每日2次；或利培酮0.5~2mg，每日2次，较苯二氮䓬类及其他抗精神病药物更安全。按时给药较按需（PRN）给药更好，因为后者常导致夜班医生给予较大剂量药物，引起药物不良反应。

四、护理措施

（一）一般护理

绝对卧床休息，协助全面的生活护理，要注意加强皮肤和口腔护理，预防并发症的发生。因老人兴奋躁动，体力消耗增多，要保证饮食摄入，多次补充营养与水分，并注意饮食要清淡、易消化。

（二）密切观察病情

科学评估老年人的意识、认知、精神运动和睡眠觉醒周期的异常情况及自我照顾能力，密切观察老人的意识及生命体征，夜间尤应注意。如意识障碍程度加深，常是病情加重的标志，应早期发现，及时报告医生，并迅速配合各种医疗措施，加强护理。

（三）加强沟通

善于运用沟通技巧，通过语言、非语言的方式，以耐心、温和的态度与老人沟通，使其了解护理人员的意愿，取得患者的配合，降低焦虑不安情绪。使用直接简单的语句与其交谈，内容可以是日常生活熟悉的事，如"现在是下午5点，你可以去洗澡"，以此降低老年人的混乱感。当老年人出现错觉和幻觉现象，不要求其详述，可用委婉方式指出现实情况。

（四）提供舒适安全的环境

尽量减少可能造成的压力或混乱的刺激，如过多的访客或噪声。提供安静、单独、简单的环境，室内光线柔和但不暗淡，集中进行治疗与护理，避免干扰老人休息与睡眠。白天睡眠时间尽可能减少，避免晚上兴奋和刺激，努力纠正睡眠周期颠倒的情形。同时注意安全，专人看护，要高度警惕某些老年人在幻觉、错觉和妄想的支配下，发生自伤或跳楼等意外事件。对于精神运动性兴奋者，允许老年人用语言表达烦躁不安的情绪，并消除老年人周围环境中的危险物品。护理人员应加强巡视，必要时使用床栏，尽可能避免身体约束，如需使用，应注意约束带的松紧度。一旦症状好转，尽早解除约束。

（五）积极治疗原发病

在明确病因前，应遵医嘱给予药物治疗，如停止一切非必需药物，尤其是镇静与抗精神失常药。但对于兴奋躁动不安者，为避免其自伤及其他意外，可谨慎使用对症性镇静剂治疗，并随时调整剂量。

（六）健康指导

向老人及家属介绍有关疾病知识、诱发因素。老年人应经常进行健康检查，早发现、早治疗各种躯体疾病，如控制高血压、预防并治疗肺部、泌尿系统的感染。尽量减轻疾病对身心健康的损害。注意劳逸结合，避免过度劳累，保持良好的环境及心情。

第二节　压疮

压疮多发生于70岁以上老年人群，尤其是在护理院居民中，患病率可达20%。在压疮的致病机制中，有4个重要的物理因素：①压力；②摩擦力；③剪切；④潮湿。

一、诱因

制动和高龄是压疮的两个最主要诱因。大部分压疮都发生在70岁以上老年人群中。制动增加了皮肤暴露于压力的概率。老年人制动的因素包括：步态异常，衰弱，意识障碍，多种疾病，股骨颈、腰椎或骨盆的骨折，以及卒中等。

股骨颈骨折会延长患者的制动期，带来不良结局，尤其是对于那些不能承重的患者。其他可能的压疮危险因素包括尿失禁、大便失禁（比尿失禁更重要）、营养不良、维生素C或锌缺乏、糖尿病、周围血管病以及痴呆等。

二、病史

（1）伤口是单纯压疮，还是动脉疾病、静脉疾病、外伤或血管炎的并发症。

（2）是否有其他延缓伤口愈合的潜在因素，如感染、糖尿病控制不佳或营养不良。

（3）伤口已经存在了多久。

（4）伤口有多深。

（5）伤口有无肉芽、腐肉或坏死。

（6）清创术是否获益。

（7）正在采取哪些预防措施，如可调节压力床垫或其他减轻压力措施。

三、治疗

（一）预防

识别高危人群。基本的压疮预防策略包括使用合适的床垫和采用正确的方法帮助患者翻身和摆位。在高危患者中避免使用普通床垫，应选择泡沫垫、凝胶垫、可调节压力床垫和水垫，能够降低压疮发生的风险。至于选择哪一种床垫，则要根据患者的活动情况来决定。对于不能活动的患者，体位变换至少2小时1次。有些老年照护单位甚至全部用特制床垫替换了原有的标准床垫。

应保持患者的皮肤干燥，对于伴有较大范围表皮脱落的尿失禁患者，应留置导尿管作为制动期的一种临时性措施。

其他预防措施包括营养支持、补充维生素C和锌。

（二）伤口管理（提供促进愈合的微环境）

1.控制细菌

全身性抗菌药物仅在出现伤口周围蜂窝织炎、菌毒血症或骨髓炎的情况下使用。抗菌剂具有细胞毒性，影响伤口愈合。在伤口没有化脓的情况下，可以短期使用外用抗菌药物如磺胺嘧啶银乳膏，以减少伤口带菌量。

2.清创

当坏死组织广泛时，行清创手术。

3.敷料

水凝胶有助于需要清创的伤口的愈合，因为水凝胶可以提供一个潮湿环境，以利于细胞自溶。水凝胶与密闭性和吸收性的敷料联合敷料的优点是不需要每天更换。其他吸收剂如泡沫和藻酸盐用于有较多分泌物的伤口。

4.负压引流

真空或负压治疗用于深腔伤口，可以刺激肉芽组织生长，减轻水肿和控制伤口引流。

5.随诊

定期观察伤口愈合进度，记录伤口外观和处理措施。

四、护理措施

绝大多数压疮是可以预防的。预防的关键在于消除外源性因素，减少局部压力和潮湿，改善全身营养状况。

老年人一旦发生压疮，应立即治疗。原则上以局部治疗为主，辅以全身治疗，主要包括解除压迫、局部物理治疗、药物治疗和手术治疗以及全身营养支持。

（一）去除危险因素

如采取措施解除局部压迫，积极治疗原发病。

（二）改善全身营养

促进压疮的愈合。良好的营养是压疮愈合的重要条件。应加强老年人的营养，增加优质蛋白质的摄入，纠正负氮平衡，补充富含维生素和微量元素的食物，遵医使用药物，促进创口的愈合。对于水肿者，应限制水、钠摄入。

（三）积极防治并发症

压疮若处理不当或不及时可并发全身感染，引起败血症。护理人员应协助医生及时、正确地处理创面，全面提高老年人的机体抵抗力，加强外源性感染的预防。严密观察压疮局部，动态监测生命体征，警惕有无感染的发生。一旦发生感染，遵医嘱给予敏感抗生素。

（四）健康指导

向老年人及其家属、照顾者讲解压疮的形成机制、预防措施、临床表现、各期进展规律和治疗、护理要点，指导老年人自我护理。

（1）定时变换体位，借助海绵垫等辅助物保护易受压部位，避免局部组织长期受压，一般每2小时翻身1次，必要时每小时1次，同时建立翻身记录卡，翻身时要注意方法，最好从仰卧位转至左侧斜或右侧斜30°，避免置于侧位90°。

（2）保持皮肤清洁干燥，避免摩擦力、剪切力、局部潮湿等不良刺激。

（3）调整饮食结构，增强营养，适当运动，保持良好心情。

（4）学会进行自我护理。

第三节 尿失禁

尿失禁是指尿液的不自主性漏出。尿液不自主性漏出并非正常老化的结果。尿失禁在老年人群中很常见，15%~30%的社区老年人、30%的住院老年人以及50%生活在养老机构中的老年人都会发生尿失禁。患病率随着增龄、失能和制动的增加而增加。尿失禁往往被忽视，75%的女性尿失禁患者未就诊。尿失禁是导致患者生活质量下降、抑郁、卫生状况差和社会隔离的主要因素之一，并且也是跌倒及形成压疮的重要风险因素，是仅次于痴呆入住照护机构的第二大原因。然而尿失禁往往是可以治疗的。

一、病史

（一）暂时性尿失禁

鉴别其病因非常重要（表6-1）。

表6-1　暂时性尿失禁的病因问诊要点（DRIPPS）

病因	问诊
delirium（谵妄）	患者有无谵妄并引起了尿失禁？（详见第一节谵妄）
restrictedmobility（制动）	是否有暂时性的活动受限导致肢体无力而不能及时如厕如去适应状态、关节炎发作和直立性低血压
infection（感染）	有无尿路感染？老年患者可能缺乏典型的尿急、排尿困难等尿路刺激症状，尿失禁有时是尿路感染的唯一症状，特别是痴呆或谵妄不能沟通的患者
pharmaceuticals（药物）	是否近期在服用诱发或加重尿失禁的药物？包括：①利尿剂；②含抗胆碱能活性的药物，如抗抑郁药或抗精神病药（可致尿潴留和充盈性尿失禁）；③钙离子通道阻滞剂（可增加残余尿及充盈性尿失禁）；④α-肾上腺素受体阻滞剂（可引起压力性尿失禁）
polyuria（多尿症）	是否合并糖尿病或高钙血症
stooli mpaction（粪嵌塞）	是否有便秘或粪嵌塞表现？粪嵌塞患者有时并不表现为便秘，甚至会出现腹泻

（二）已确诊的尿失禁的原因

逼尿肌痉挛（膀胱不自主收缩）；逼尿肌松弛；尿道口松弛；尿道口梗阻；功能性尿失禁。

（三）按照临床表现/特征分类

（1）急迫性尿失禁。

（2）压力性尿失禁。

（3）充盈性尿失禁。

（4）功能性尿失禁。

临床分型常常可以提示尿失禁的病因，但也有个别例外情况，排尿记录有助于确定病因。

（四）问诊要点

1.是否有急迫性尿失禁症状（当有尿意时难以控尿而漏尿）

急迫性尿失禁的主要原因（但不是唯一的）是逼尿肌痉挛，占老年人尿失禁所有病因的2/3。造成逼尿肌痉挛的常见疾病有脑卒中、帕金森病及阿尔茨海默病，也是精神错乱患者的尿失禁的最常见原因。

2.是否有压力性尿失禁的症状（咳嗽、大笑、弯腰、打喷嚏导致尿液不自主溢出）

女性的压力性尿失禁常为盆底肌松弛导致尿道口松弛所致。

3.是否有下尿路梗阻的症状

下尿路梗阻症状如尿频、尿等待（开始排尿困难）、尿线变细、尿后滴尿等，可见于前列腺增生、前列腺癌以及下尿道梗阻的老年男性患者，还可见于膀胱神经受损（盆腔或肿瘤压迫）、逼尿肌松弛，以及各种原因引起的自主神经紊乱患者。然而，如果继发逼尿肌痉挛，也可导致急迫性尿失禁的发生（在2/3的病例中，梗阻性与急迫性尿失禁可并存）。

4.是否有充盈性尿失禁的症状

尿道口梗阻严重的病例会出现梗阻性尿滞留，并有充盈性尿失禁的症状。逼尿肌收缩无力是充盈性尿失禁的少见病因（<10%），如膀胱支配神经受损（椎间盘或肿瘤压迫）和一些疾病造成的自主神经病。

5.是否有功能性尿失禁

是否有活动障碍及如厕缓慢的问题（如脑卒中、关节炎或帕金森病），或认知功能障碍（如痴呆）不能在合适的地点排尿。

6.核查其他相关病史

包括神经系统疾病、前列腺或妇科/产科手术史以及慢性咳嗽史。

二、体格检查

（一）认知功能、神经系统及运动系统

检查谵妄、痴呆、脑卒中、帕金森病以及关节炎。

（二）腹部

检查有无胀大膀胱导致充盈性尿失禁。

（三）直肠

检查有无前列腺增生、粪嵌塞以及肛门括约肌张力情况。

（四）压力性尿失禁的检测以及阴道检查（女性）

检查在膀胱充盈、会阴部松弛情况下，有无咳嗽时漏尿；嘱患者仰卧位，检查有无膀胱膨出、尿道脱垂及萎缩性阴道炎。

三、治疗

（一）暂时性尿失禁的治疗

在繁忙的医院中暂时性尿失禁经常被忽略。例如，在急诊科经常给暂时性尿失禁患者插导尿管，这些患者中多数可能是尿路感染，只有感染控制后尿失禁才会好转，而插尿管无济于事。行动不便的患者如果如厕得不到帮助时，也会导致暂时性尿失禁，这种情况常会随着活动能力的改善而好转。利尿剂治疗心力衰竭时经常会导致多尿症和尿失禁。常被忽视的便秘问题也会导致尿潴留和尿路感染，以致尿失禁，治疗上要解除便秘。

尿失禁的护理需要尿垫、尿布、阴茎护套、超强吸收床单等物品，导尿术是最后的选择。短期导尿可用于以下情况。

（1）尿潴留。

（2）因压疮而制动、不能规律如厕以及使用衬垫、吸收床单的患者。

（3）粪嵌塞改善前。

（4）逼尿肌松弛导致大量尿液流出。

（5）等待外科手术的尿路梗阻患者。

（6）急性病患者需要精确记录出入量时。

（二）逼尿肌痉挛的治疗（急迫性尿失禁）

对于能够配合的患者，膀胱训练（包括缓解尿急的方法）可以延长排尿间隔。如果排尿记录显示患者每3小时失禁1次，患者就应当接受训练，安排每2小时排尿1次，间隔期采用憋尿方法。这一过程应反复训练，逐渐延长排尿间隔。

对于不能配合的患者（如痴呆），可以用督促排尿来代替训练。无论患者是否需要排尿，都要求间隔2小时排尿1次。在50%的护理院中，这种方法可以改善尿失禁。

药物治疗：如膀胱弛缓剂可以增强行为疗法的作用，但不作为首选治疗。在开始药物治疗前，应当评估其疗效和不良反应。抗胆碱能药物如奥昔布宁、托特罗定或丙咪嗪可以用于非痴呆患者的治疗，禁用于衰弱老人及痴呆老人。新型抗胆碱能药物索非那辛和达非那新对于膀胱有更好的特异性。钙通道阻滞剂对缓解急迫性尿失禁有一定效果，但禁用于直立性低血压患者。这些药物也常用于治疗心血管疾病，但可导致尿潴留，应注意监测残余尿量。

其他治疗措施包括：

（1）停药/减药。咖啡因、酒精、镇静催眠药。

（2）减少过多排尿量。糖尿病患者控制血糖，利尿剂减量同时相应减少液体摄入量。

（三）尿道口松弛的治疗（压力性尿失禁）

鼓励肥胖患者控制体重，用雌激素治疗萎缩性阴道炎，治疗咳嗽，缓解因尿道过度下移引起的尿道口松弛。盆底肌锻炼有利于增强盆底肌的收缩，在接受训练的75岁以下压力性尿失禁女性患者中，约75%可从中获益。

如果尿失禁是子宫脱垂引起，环形子宫托可以改善症状。若无药物禁忌，α-肾上腺素受体激动剂或丙咪嗪治疗可能有效。如果以上疗法都无效，可以考虑手术治疗。

（四）尿道口梗阻的治疗（充盈性尿失禁）

对于前列腺增生的男性患者，经尿道前列腺切除术是可行的，即便是衰弱老年人。如果这种方法不可行，经膀胱颈切开双侧前列腺切除术可适用于非常衰弱的老年人。

如果无药物禁忌证，α-肾上腺素受体阻断剂如哌唑嗪、坦洛新以及特拉唑嗪是有效的。同时，5α还原酶抑制剂（如非那雄胺）可以逐渐缩小前列腺的体积（服药6～8个月才开始起效，如果停药，前列腺体积将反弹）。

尿道支架术也可以考虑。

对于女性患者，巨大充盈的膀胱导致的尿失禁通常采用手术治疗。

（五）逼尿肌松弛的治疗（充盈性尿失禁）

如果充盈性尿失禁的原因是逼尿肌松弛，首先留置导尿管膀胱减压1～2周，同时寻找其他原因（如便秘或药物）。如果减压术不能完全恢复膀胱功能，强化排尿术如重复排尿法或瓦萨瓦手法可能有效。如果是膀胱弛缓（如神经受损），则需要间断或长期留置导尿管。

（六）功能性尿失禁的治疗

如果尿失禁是由功能性的问题导致，针对这些问题进行处理。更多详情可参阅其他章节。应当注意临近厕所的设施，如缩短如厕或床旁便桶的距离。

尿失禁的主要病因及治疗方法参见表6-2。

表6-2　明确性尿失禁的治疗

病因	类型	治疗
逼尿肌痉挛（膀胱过度活动）	急迫性	膀胱训练或促进排尿
		如无禁忌，应用膀胱弛缓剂：抗胆碱能药（奥昔布宁）或钙离子通道阻滞剂
尿道口松弛	压力性	盆底肌锻炼、减肥、生物反馈作用或用阴道锥体训练对轻至中度病例有效
		治疗咳嗽或萎缩性阴道炎
		若无禁忌，丙咪嗪（或多塞平）或α-肾上腺素药物或雌二醇
		考虑手术治疗，大多有效

续表

病因	类型	治疗
尿道口梗阻	急迫性和（或）充盈性	调整液体入量，膀胱训练或促进排尿
		若无禁忌，应用 α-肾上腺素受体抑制剂如哌唑嗪、坦洛新、特拉唑嗪
		应用膀胱弛缓剂
		应用非那雄胺
		考虑手术治疗，大多有效
逼尿肌松弛	充盈性	若有可能，治疗潜在疾病和诱因如便秘
		重复排尿或压迫耻骨弓上
		如果以上无效，应用导尿管
活动受限	功能性	解决功能性问题，如提供便桶

四、护理措施

老年人尿失禁的发生常是数种因素共同作用的结果，故治疗尿失禁应遵循个体化的原则，针对不同的情况采取治疗措施。

（一）尿失禁护理用具的选择及护理

1.失禁护垫、纸尿裤

最为普遍且安全的方法，可以有效处理尿失禁的问题，既不影响患者翻身及外出，又不会造成尿道及膀胱的损害，也不影响膀胱的生理活动。注意每次更换时用温水清洗会阴和臀部，防止尿湿疹及压疮的发生。

2.高级透气接尿器

适用于老弱病残、骨折、瘫痪及卧床不起、不能自理的患者。类型：BT-1型（男）或BT-2型（女）接尿器。使用方法：先用水和空气将尿袋冲开，防止尿袋粘连。再将腰带系在腰上，将阴茎放入尿斗中（男性患者）或接尿斗紧贴会阴（女性患者），并把下面的2条纱带从两腿根部中间左右分开向上，与三角布上的两个短纱带连接在一起即可使用。这种方法可以避免生殖器糜烂、皮肤瘙痒

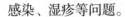

感染、湿疹等问题。

3.避孕套式接尿袋

其优点是不影响患者翻身及外出。主要适用于男性老年人，选择适合患者阴茎大小的避孕套式尿袋，勿过紧。在患者腰间扎一松紧绳，再用较细松紧绳在避孕套口两侧妥善固定，另一头固定在腰间松紧绳上，尿袋固定高度适宜，防尿液反流入膀胱。

4.保鲜膜袋接尿法

其优点是透气性好，价格低廉，引起泌尿系感染及皮肤改变小，适用于男性尿失禁患者。使用方法：将保鲜膜袋口打开，将阴茎全部放入其中，取袋口对折系一活口，系时注意不要过紧，留有一指的空隙为佳。使用时注意选择标有卫生许可证、生产日期、保质期的保鲜袋。

5.一次性导尿管和密闭引流袋

适用于躁动不安及尿潴留的患者，优点在于为患者翻身按摩、更换床单时不易脱落；缺点是护理不当易造成泌尿系感染，长期使用会影响膀胱的自动反射性排尿功能。因此，护理上必须严格遵守无菌操作，尽量缩短导尿管留置的时间。

（二）行为治疗

行为治疗包括生活方式干预、盆底肌肉训练、膀胱训练。

1.生活方式干预

如合理膳食、减轻体重、停止吸烟、规律运动等。

2.盆底肌肉训练

可分别在不同卧位时进行训练。

（1）站立：双脚分开与肩同宽，尽量收缩骨盆底肌肉并保持10秒，然后放松10秒，重复收缩与放松15次。

（2）坐位：双脚平放于地面，双膝微微分开，与肩同宽，双手放于大腿上，身体微微前倾，尽量收缩骨盆底肌肉并保持10秒，然后放松10秒，重复收缩与放松15次。

（3）仰卧位：双膝微屈约45°，尽量收缩骨盆底肌肉并保持10秒，然后放松10秒，重复收缩与放松15次。

3.膀胱训练

可增加膀胱容量，以应对急迫性的感觉，并延长排尿间隔时间。具体步骤如下：

（1）让患者在白天每小时饮水150~200mL，并记录饮水量及饮入时间。

（2）根据患者平常的排尿间隔，鼓励患者在急迫性尿意感发生之前如厕排尿。

（3）若能自行控制排尿，2小时没有尿失禁现象，则可将排尿间隔再延长30分钟。直到将排尿时间逐渐延长至3~4小时。

（三）用药护理

1.了解治疗尿失禁的药物

一线药物包括托特罗定、曲司氯铵和索利那新等。其他药物包括：①其他M受体拮抗剂，如奥昔布宁；②镇静抗焦虑药，如地西泮、氯丙嗪；③钙通道阻滞剂，如维拉帕米、硝苯地平；④前列腺素合成抑制剂，如吲哚美辛。

2.护理措施

指导老年人遵医嘱正确用药，讲解药物的作用及注意事项，并告知患者不要依赖药物而要配合功能锻炼的重要性。

（四）手术护理

各种非手术治疗失败者，或伴有盆腔脏器脱垂、尿失禁严重影响生活质量者可采用手术治疗。手术方法不断更新。例如，经阴道前壁韧带筋膜吊带术、经阴道无张力尿道中段悬吊术、经阴道尿道–耻骨悬吊术、内镜下注射胶原物、急迫性尿失禁的微创式骶神经调控术、人工尿道括约肌术、尿道球部/阴茎海绵体间置术等；根据患者具体情况选择不同手术方法。对需要手术治疗的患者，做好相应的术前、术后护理和术后康复指导。

（五）心理护理

从患者的角度思考及处理问题，建立互信的护患关系。注意患者的感受，进行尿失禁护理操作时用屏风等遮挡保护其隐私。尊重患者的保密意愿，先征求老年人同意后，才可以就其健康问题与其亲友或照顾者交谈。讲解尿失禁问题可以处理好，增强老年人应对尿失禁的信心，减轻老年人的焦虑情绪，同时顾及老年人的尊严，用心聆听老年人抒发困扰及愤怒情绪，帮助其舒缓压力。

（六）健康指导

1.皮肤护理

指导患者及其照护者及时更换尿失禁护理用具，注意会阴部清洁，每日用温水擦洗，保持会阴部皮肤清洁干燥；变换体位、减轻局部受压、加强营养等，预防压疮等皮肤问题的发生。

2.饮水

向老年人解释尿液对排尿反射刺激的必要性，保持每日摄入的液体量在2000～2500mL，适当调整饮水时间和量，睡前限制饮水，以减少夜间尿量。避免饮用有利尿作用的咖啡、浓茶、可乐、酒类等饮料。

3.饮食与大便管理

告诉老年人选择均衡饮食，保证足量热量和蛋白质供给；摄取足够的纤维素，必要时用药物或灌肠等方法保持大便通畅。

4.康复活动

鼓励老年人坚持做盆底肌肉训练与膀胱训练、健身操等活动，减缓肌肉松弛，促进尿失禁的康复。

第四节　便秘

便秘是老年人常见的胃肠道问题，通常定义为每周排便少于3次。据报道，便秘在社区老年居民中的患病率是15%～20%，在养老机构的老年居民中可高达50%，也是住院老年患者的常见问题。新西兰的社区调查显示，在70岁及以上的老年人中约1/3存在排便障碍，如便次减少、排便费力或经常使用通便药。尽管便秘在老年人中更常见，但年龄并未成为便秘的独立风险因素。慢性便秘对老年人影响显著，引起腹部不适并可能导致并发症包括粪嵌塞、粪嵌塞溃疡、肠梗阻、乙状结肠扭转、大便失禁、直肠脱垂、尿潴留、谵妄甚至昏厥，对生活质量造成负面影响。此外，慢性便秘也预示着更严重的潜在疾病如结肠麻痹或梗阻性病变。

一、病史

便秘作为老年问题因人而异，因此，询问病史很重要。便秘常被描述为排便费力、便次减少或排便不尽，常伴有硬便或排便少。然而对一些患者，便秘的含义是新近没有排便，导致这种情况的原因可能是绞窄性疝、肠粘连等外科急症。另外也有一部分患者尽管也存在上述临床情况，但却否认自己有便秘。

（一）询问便秘的具体表现

患者通常会描述症状的程度如大便干硬、排便费力和便次减少等。

（二）询问其他的相关信息

（1）便秘发生的时间，是慢性的还是近期发生的，是否为外科急症。老年患者近期发生的、进行性加重的便秘，往往提示需要排除结肠癌引起的机械性肠梗阻。此外，肠粘连或肠绞窄通常也是急性的。

（2）出现相关症状如体重下降、腹痛、腹胀、气胀或呕吐都要引起重视。需要提及的是，溢出性便失禁，即粪便从阻塞粪块周围溢出而出现的大便失禁，容易与腹泻混淆。一些低年资医师往往会对症开具止泻药，而实际上，腹泻表现是由于粪块阻塞导致的溢出性大便失禁。粪嵌塞或者其他肠梗阻都会引起恶心和呕吐，临床经验不太丰富的医师也会错误开具止吐药。

询问是否大便带血十分重要。卫生纸上有鲜血可能是痔出血，排便中混有出血可能是肿瘤等恶性病变。

二、体格检查

根据病史做有针对性的体格检查，以发现引起便秘的潜在疾病。

（1）一般表现：可以为临床诊断提供线索如甲状腺功能减退和抑郁。

（2）发现患者是否存在脱水。如果患者身体干燥则大便也会干燥。脱水经常发生在夏季，尤其是在食欲减退或服用利尿药的衰弱老年人中。

（3）通过仔细检查以排除其他神经-肌肉疾病，特别是帕金森综合征。

（4）全面检查腹部。腹部包块可能提示存在肠道肿瘤或憩室。由于粪嵌塞、肠粘连或者梗阻性疝而出现腹部紧张、膨隆或触痛。疝囊口部位有压痛，可能是梗阻性疝，属于外科急症。直肠检查对于鉴别粪嵌塞、直肠下段或肛门肿物很重要，但是要记住，直肠空虚并不能排除存在较高部位粪嵌塞的可能性。

三、治疗

对少数由外科急症引起的便秘的患者，需要进行外科情况的评估。对大多数便秘患者而言，可以遵循以下处理。

（一）可纠正因素

对于便秘的可逆性病因或诱因应给予合适的处理，如对于脱水、甲状腺功能减退、高钙血症等患者，应首先核查是否有药物引起便秘，适当的减量或者换药。若便秘与不动有关，应该鼓励患者增加活动量。

（二）肠功能训练、补水和饮食调节

对于慢性便秘患者，应首先采用非药物调整，包括液体、饮食结构和行为等。充分补水是治疗便秘的基础，如没有禁忌情况，应鼓励患者每天至少饮水1.5L，选择富含纤维素的膳食（未经过深加工的谷物、水果和蔬菜）。

肠功能训练是一种行为调节方法，可能对没有明确病因的患者有效。鼓励患者进行有规律性的日常活动，要求在饭后留出一定肠蠕动时间有益于建立胃-结肠反射。肠功能训练尤其适合护理院里有轻度认知功能障碍的老年人。

（三）药物治疗

只有当饮食和行为调整无效时，才会考虑使用通便药。不幸的是，许多老年人变得泻剂依赖，甚至滥用。为了减少这类情况的发生，通便药应被当作二线治疗，仅当饮食/行为调整以及处理可干预因素后，仍持续便秘的情况下使用。此外，通便药应当是按需给药（PRN），同时对患者/照护者进行用药教育。通便药物通常分为容积性通便药、渗透性通便药和刺激性通便药三类。此外，市售有便软化剂和灌肠剂。下面介绍常用通便药物的重要特点，对每种药物进行全面回

顾不在本节讨论范围内。

1.容积性通便药

天然的、加工的或合成的纤维素制品（聚卡波非、麸皮、车前子和甲基纤维素）能够额外保持粪便中的水分，同时避免本身在小肠中消化和吸收，从而使便次增多、便量增加，缩短结肠通过时间。服药后患者有饱胀感和肠胀气，应提醒他们注意这些不良反应，还建议多饮水，以免发生肠梗阻等并发症。

2.渗透性通便药

这类药物包含有渗透活性离子和分子，可迫使水分泌进入肠腔从而维持肠腔与血浆的渗透压相等。该类药物包括乳果糖、山梨醇、聚乙二醇、各种镁盐及磷酸钠。乳果糖是一种人工合成的双糖，常用于老年人，其长期使用的安全性已得到证实。山梨醇也是一种可供选择的药物，主要优点是价格低廉，约是乳果糖的十分之一。

3.刺激性通便药

这类药物有表面活性剂包括多库酯和胆汁酸，二苯基甲烷衍生物如酚酞、比沙可定；蓖麻油酸和含蒽醌类的制剂如番泻叶和鼠李皮等。这些药物直接作用于结肠黏膜，刺激肠肌间神经丛，从而改变水分及电解质分泌。这类制剂的起效时间为10分钟到12小时不等。长期滥用刺激性泻药可造成肠肌间神经丛损伤，导致结肠功能紊乱。

4.便软化剂

矿物油可以口服或保留灌肠，乳化后进入粪块，改变了粪便的物理性状，使肠壁润滑，粪便易于排出。误吸矿物油可引起脂质性肺炎，长期服用会导致脂溶性维生素吸收不良、肠黏膜和局部淋巴结对异物的反应。

5.灌肠剂

灌肠剂通过使直肠膨胀和冲洗排便而起到通便作用。这类药物可能会造成水和电解质失衡、直肠黏膜刺激；不恰当的灌肠方法会造成机械性损伤。老年人采用灌肠一定要小心，警惕发生直肠穿孔，尤其是没有先用手抠出大便的患者。频繁地使用磷酸盐和肥皂灌肠剂会导致直肠黏膜损害。经常使用磷酸盐灌肠可能会引起高磷酸盐血症。

6.其他措施

顽固性便秘患者可能需要转诊外科进行手术治疗。对那些药物疗效不显著或者结肠蠕动慢的患者可考虑外科治疗，可选择的手术方式有结肠次全切除术和回肠-直肠吻合术。

四、护理措施

老年人便秘的治疗护理应针对引起便秘的原因进行。治疗和护理的总体目标：①患者便秘缓解或消失；②患者形成良好习惯，定时排便；③患者掌握便秘护理知识，能描述引起便秘的原因；④保证每日含纤维素食品和水分的摄入；⑤坚持每日活动锻炼，预防便秘。

（一）排便护理

1.指导老年人养成良好的排便习惯

①定时排便，早餐后或临睡前按时蹲厕，培养便意；有便意则立即排便；排便时取坐位，勿用力过猛；注意力集中，避免便时看书看报。

②勿长期服用泻药，防止药物依赖性的发生。

③保证良好的排便环境，便器应清洁而温暖。

2.指导使用辅助器

为体质虚弱的老年人提供便器椅或在老年人面前放置椅背，提供排便坐姿的依托，减轻排便不适感，并保证安全。

3.人工取便法

老年便秘者易发生粪便嵌顿无法自行排出时，需采取人工取便法。向患者解释清楚，嘱患者左侧卧位，戴手套，用涂上皂液的示指伸入肛门，慢慢将粪便掏出，取便完毕清洁肛门。

4.排便注意事项

指导患者勿忽视任何一次便意，尽量不留宿便；注意排便技巧，如身体前倾、心情放松，先深呼吸、后闭住声门、向肛门部位用力等。

（二）一般护理

1.调整饮食结构

饮食调整是治疗便秘的基础。增加水和膳食纤维的摄入是目前公认的便秘治疗方法之一，多饮水，尤其每天清晨1杯温开水或盐水能够更好地刺激胃-结肠反射而达到促进缓解便秘的作用，摄取富含增加纤维的食物能促进肠蠕动。

（1）多饮水：如无限制饮水的疾病，则应保证每天的饮水量在2000～2500mL。清晨空腹饮一杯温开水，以刺激肠蠕动。对体重正常、血脂不高、无糖尿病的患者，可清晨空腹饮一杯蜂蜜水等。

（2）摄取足够的膳食纤维：指导老人酌情添加粗制面粉、玉米粉、豆制品、芹菜及韭菜等，有利于保证更全面的营养，减少水分的重吸收，使粪便柔软利于排出；同时膳食纤维具有亲水性，能使食物残渣膨胀并形成润滑凝胶，达到增加粪便容积，刺激肠蠕动的作用。

（3）多食产气食物及维生素B丰富的食物，如白薯、香蕉、生蒜、生葱、木耳、银耳、黄豆、玉米及瘦肉等，利用其发酵产气，促进肠蠕动。

（4）少饮浓茶或含咖啡因的饮料，禁食生冷、辛辣及煎炸刺激性食物。

2.调整生活方式

改变静止的生活方式，每天保持30～60分钟活动时间，卧床或坐轮椅的老年人可通过转动身体，挥动手臂等方式进行锻炼。同时养成在固定时间（早晨或饭后）排便的习惯。

3.满足老年人私人空间需求

房间内居住2人以上者，可在床单位间设置屏风或窗帘，便于老年人的排泄等需要。照顾老年人排泄时，只协助其无力完成部分，不要一直在旁守候，以免老年人紧张而影响排便，更不要催促，以免令老年人精神紧张、不愿麻烦照顾者而憋便。

（三）用药护理

1.口服泻药

原则是指导患者勿长期服用泻药，防止药物依赖性的发生。

（1）宜用液状石蜡、麻仁丸等作用温和的药物，其不易引起剧烈腹泻，适用于年老体弱、高血压、心力衰竭、痔、疝、肛瘘等患者。

（2）必要时根据医嘱使用刺激性泻药，如大黄、番泻叶等，由于作用强，易引起剧烈腹泻，尽量少用，并在使用过程中注意观察。

（3）指导患者避免长期服用泻药，长期服用泻药可能造成依赖性，减弱肠道自行排便功能而加重便秘；同时还可能造成蛋白质、铁和维生素损失，从而导

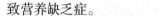

致营养缺乏症。

2.外用简易通便剂

老年患者常用简易通便剂，如开塞露、甘油栓、肥皂栓等，经肛门插入使用，通过刺激肠蠕动，软化粪便，达到通便效果。此方法简单有效，易教会患者及其家属掌握。

3.灌肠法

严重便秘者必要时给予灌肠。可遵医嘱选用"1、2、3"溶液、植物油或肥皂水行小量不保留灌肠。

（四）心理护理

耐心听取患者的倾诉，取得患者的信任，反复强调便秘的可治性，增强患者的信心。讲解便秘出现的原因，调节患者情绪，使其精神放松，避免因精神紧张刺激而引发便秘。鼓励患者参加集体活动，提高患者的家庭支持和社会支持水平。

（五）健康指导

1.适当运动和锻炼

（1）参加一般运动：老年人根据自身情况参加运动，若身体条件允许可适当参加体育锻炼，如散步、慢跑、打太极拳等。

（2）避免久坐久卧：避免长期卧床或坐轮椅等，如果不能自行活动，可以借助辅助器械，帮助其站立或进行被动活动。

（3）腹部按摩：可做腹部按摩，取仰卧位，用手掌从右下腹开始沿顺时针向上、向左、再向下至左下腹，按摩至左下腹时应加大力度，每天2~3次，每次5~15回，站立时也可进行此项活动。

（4）收腹运动和肛提肌运动：收缩腹部与肛门肌肉，10秒后放松，重复训练数次，以提高排便辅助肌的收缩力，增强排便能力。

（5）卧床锻炼方法：躺在床上，将一条腿屈膝抬高到胸前，每条腿练习10~20次，每天3~4次；从一侧翻身到另一侧（10~20次），每天4~10次。

2.建立健康的生活方式

（1）培养良好的排便行为，指导患者在晨起或早餐前排便，即使无便意，

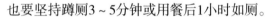

也要坚持蹲厕3~5分钟或用餐后1小时如厕。

（2）纠正不良饮食习惯，多食粗纤维含量高的食物，多饮水。

（3）高血压、冠心病、脑血管意外患者应避免用力排便，若排便困难，要及时告知医务人员，采取相应措施，以免发生意外。

3.正确使用通便药物

（1）容积性泻药服药的同时需饮水250mL。

（2）润滑性泻药也不宜长期服用，以免影响脂溶性维生素的吸收。

（3）温和的口服泻药多在服后6~10小时发挥作用，故宜在睡前1小时服用。

（4）简易通便剂的使用方法：老年人取左侧卧位，放松肛门括约肌，将药挤入肛门，保留5~10分钟后进行排便。

第五节　慢性疼痛

1986年国际疼痛学会将疼痛定义为"一种与实际的或潜在的损害有关的不愉快的情绪体验"。而慢性疼痛指持续一个月以上（以前为三个月或半年）的疼痛，也有人把慢性疼痛比喻为一种不死的癌症。慢性疼痛主要表现"三联征"：疼痛、睡眠与情绪障碍。随着老龄人口的增多和生活节奏的加快，在65岁以上的老年人群中，约80%患者至少有一种慢性疾病较其他年龄阶段的人群更易诱发疼痛，故各种疼痛的发病率升高。

一、分类

（一）躯体痛

可能是老年人最常见的疼痛原因，包括颈椎和腰椎关节强直，腰椎的压缩性骨折，髋关节和膝关节的骨关节炎等。

（二）神经痛

如带状疱疹、三叉神经痛、截肢后的患肢痛、坐骨神经痛、中风后的丘脑痛以及外周神经病变导致的神经源性痛等。

（三）内脏痛

腹腔管状结构梗阻而引起的绞痛随时间呈规律性地增强或减弱，常见原因可能是输尿管或胆总管狭窄、粪块阻塞、结石或感染等。

（四）癌性疼痛

恶性肿瘤破坏患者机体组织，刺激神经引起的疼痛，多出现于中、晚期患者。如癌转移到椎骨或肋骨后，侵犯脊神经根或肋间神经，以及癌浸润到胸膜、腹膜或骨膜均可产生剧烈的疼痛。

（五）慢性头痛

慢性头痛是一种常见的自觉症状，其病因多种多样，非常复杂。有偏头痛、紧张性头痛、丛集性头痛等。老年人慢性头痛的原因大多系颈椎病变所致，长期慢性劳损引起椎间盘变性、椎体退行性病变、骨赘形成，甚至椎间孔狭窄。

二、慢性疼痛的评估

疼痛评估应该始于治疗开始之前，贯穿于整个治疗过程之中，并持续于治疗之后。慢性疼痛是一种主观感觉，由多种因素造成及影响，所以有必要从多方面进行评估。包括疼痛的原因、部位、程度、性质、患者对疼痛的感受程度等。首先是疼痛原因的医学评估，主要依靠病史。详细的病史可提供慢性疼痛的可能发病机制、病理生理状况、情感和心理状况的重要信息。

对于疼痛的程度及患者对疼痛的感受程度，常用的评估方法如下。

（一）目测类比测痛法

目测类比测痛法（VAS）是用来测定疼痛的幅度和强度的方法，测量工具由一条100毫米的直线组成。此直线可以是横线或竖直线，线左端（或上端）表示无痛，线右端（或下端）表示无法忍受的痛，患者将自己感受的疼痛强度以"Ⅰ"标记在这条直线上，线左端（上端）至"Ⅰ"之间的距离（毫米）为该患者的疼痛强度。每次测定前，让患者在未画过的直线上再做标记，以避免患者比较前后标记而主观产生的误差。

（二）数字疼痛评分法

数字疼痛评分法是用数字计量评测疼痛的幅度或强度。数字范围为0～10。0代表"无痛"，10代表"无法忍受的痛"，患者选择一个数字来代表他自觉感受的痛。

三、治疗

（一）物理治疗

1.电刺激镇痛疗法

电刺激的强度为一般感觉阈，有舒适感，无疼痛和明显肌肉收缩；包括经皮神经电刺激疗法（TENS）、经皮脊髓电刺激疗法、脊髓刺激疗法等。

2.热疗

可以提高痛阈，减少肌肉痉挛；热疗可扩张血管，增加血液循环，促进炎症吸收；常用的方法有蜡疗、光疗，如红外线、激光等。

3.冷疗

可以降低肌张力，减慢肌肉内神经传导速度，从而减轻原发骨关节病变所致的肌肉痉挛；有些严重疼痛病例，热疗和冷疗可交替使用，比单用一种疗效好。

4.运动疗法

采用主动和被动运动，改善运动组织（肌肉、骨骼、关节、韧带等）的血液循环和代谢，减缓疼痛。

5.关节松动术

应用手法使关节的骨端能在关节囊和韧带等软组织的弹性所限范围内发生移动的技术，包括推动、牵拉和旋转。主要作用是通过生物力学与神经反射作用而达到止痛效果。

（二）心理治疗

心理治疗能减少止痛药的服用量，缓解疼痛，改善机体功能。在药物和物理治疗的同时，我们通过与患者的交流，了解其社会文化背景，以判断其情绪、气质、认知对疼痛的影响，消除对治疗的不利因素。向患者说明治疗疼痛的基本原则，鼓励坚持锻炼，引导患者正确看待所发生的事情和身体感觉，重建对问题的认识与看法，改变对疼痛的反应，提高疼痛的阈值。

（三）传统医学

针灸可以减轻或缓解疼痛，推拿和按摩有助于肌肉的放松，改善异常收缩，纠正关节的紊乱，减轻活动时的疼痛。

（四）神经阻滞疗法

通过阻断痛觉的神经传导通路，改善血液循环、抗炎等达到镇痛目的。常用方法有经皮用药、痛点注射、腱鞘内注射、关节内注射、椎管内硬膜外给药、神经根封闭等。

慢性疼痛不仅是生理性疾病，也是心理及社会性疾病。关爱老人，关注老年人的疼痛问题。给他们以理解、安慰与合理的治疗。让每一位老人每一天都能感受到来自亲人、朋友和社会的温暖；让他们每一天都能少一分痛苦，多一点幸福；让他们每一天都能在欢乐与笑声中度过他们幸福的晚年。

四、护理措施

（一）一般护理

1.休息与活动

运动锻炼对于缓解老年人慢性疼痛非常有效。运动锻炼能改善全身血液循环，调节情绪，振奋精神，缓解抑郁症状，还可以增强骨承受负荷及肌肉牵张的能力，促进钙的吸收，减缓骨质疏松的进程，恢复身体的协调和平衡。骨折和手术后疼痛的老年人早期宜卧床休息，非疼痛部位第2日即可活动。

2.饮食护理

针对疼痛的原发病指导患者的饮食营养。心绞痛、糖尿病、脑卒中、痛风引起的疼痛患者，宜低盐低脂、低胆固醇、低热能清淡饮食，禁烟酒。骨关节疾病疼痛者宜高钙、高维生素、高蛋白饮食。手术后疼痛患者饮食宜清淡，忌辛辣刺激饮食。骨关节病患者无痛风时可每日饮少量酒。

（二）对症护理

积极治疗原发病，去除致痛原因。如炎症性疼痛积极抗感染；骨折疼痛，应采取复位、止血、包扎、固定等措施。胸腹部手术后咳嗽引起伤口疼痛，应协助患者按压伤口后再鼓励咳痰和深呼吸等。因寒冷出现的疼痛一般为类风湿性关节炎，关节局部可给予热水袋热敷以促进血液循环。

（三）用药护理

药物止痛是临床解除疼痛的主要手段，止痛药分为非麻醉性和麻醉性两大类。非麻醉性止痛药如阿司匹林、布洛芬等，具有解热止痛功效，用于中等程度的疼痛，如牙痛、关节痛、头痛等，但大多对胃黏膜有刺激，可引起溃疡出血，宜饭后服用。麻醉性止痛药如吗啡、哌替啶等，用于难以控制的疼痛，止痛效果好，但易引起成瘾性和呼吸抑制，呼吸功能不良的老年人避免使用。长期服用阿片类药物导致的便秘可选用麻仁丸等中药。外用膏贴剂一般使用24～48小时药效消失，局部皮肤可引起皮疹或水疱，告知患者停止使用后即可恢复。

（四）心理护理

尊重并接受患者对疼痛的反应，建立良好的护患关系；解释疼痛的原因，介绍减轻疼痛的措施，有助于减轻患者焦虑、恐惧等负性情绪，从而缓解疼痛压力；鼓励患者参加有兴趣的活动，看报、听音乐、聊天、深呼吸、放松按摩等方法能分散患者对疼痛的注意力，以减轻疼痛；尽可能地满足患者对舒适的需要，如帮助变换体位，减少压迫；做好各项清洁卫生护理；保持室内环境舒适等；做好患者家属的工作，争取家属的支持和配合。

参考文献

[1]肖芳，程汝梅，黄海霞，等.护理学理论与护理技能[M].哈尔滨：黑龙江科学技术出版社，2022.

[2]安旭姝，曲晓菊，郑秋华.实用护理理论与实践[M].北京：化学工业出版社，2022.

[3]周小娅，张瑜，臧小琴.新编重症护理理论与实务[M].兰州：兰州大学出版社，2022.

[4]王红霞，张艳艳，武静，等.基础护理理论与专科实践[M].成都：四川科学技术出版社，2022.

[5]段霞，曾莉，姜金霞.临床急危重症护理理论与实践[M].北京：人民卫生出版社，2022.

[6]李红芳，王晓芳，相云，等.护理学理论基础与护理实践[M].哈尔滨：黑龙江科学技术出版社，2022.

[7]翟丽丽，李虹，张晓琴.现代护理学理论与临床实践[M].北京：中国纺织出版社，2022.

[8]高岩.医德教育在护理教学中的理论与实践[M].汕头：汕头大学出版社，2022.

[9]杨青，王国蓉.护理临床推理与决策[M].成都：电子科学技术大学出版社，2022.

[10]张晓艳.临床护理技术与实践[M].成都：四川科学技术出版社，2022.

[11]于翠翠.实用护理学基础与各科护理实践[M].北京：中国纺织出版社，2022.

[12]张文华，韩瑞英，刘国才，等.护理学规范与临床实践[M].哈尔滨：黑龙

江科学技术出版社，2022.

[13]李春梅.护理学基础[M].成都：西南交通大学出版社，2022.

[14]李庆印，童素梅，吴欣娟.中华护理学会专科护士培训教材心血管专科护理[M].北京：人民卫生出版社，2022.

[15]王华芬，胡斌春，黄丽华.护理管理与临床护理技术规范系列临床护理技术规范内科护理[M].杭州：浙江大学出版社，2022.

[16]冯素文，陈朔晖，王华芬.护理管理与临床护理技术规范系列临床护理技术规范妇儿护理[M].杭州：浙江大学出版社，2022.

[17]孔翠，马莲，谭爱群.常见疾病基础护理实践[M].北京：世界图书出版有限公司，2022.

[18]张红芹，石礼梅，解辉，等.临床护理技能与护理研究[M].哈尔滨：黑龙江科学技术出版社，2022.

[19]王玉春，王焕云，吴江，等.临床专科护理与护理管理[M].哈尔滨：黑龙江科学技术出版社，2022.

[20]张银萍，秦瑛.妇幼保健与护理本科护理[M].北京：人民卫生出版社，2022.